临床体会

针药结合治疗神经系统疾病

滕秀英　主编

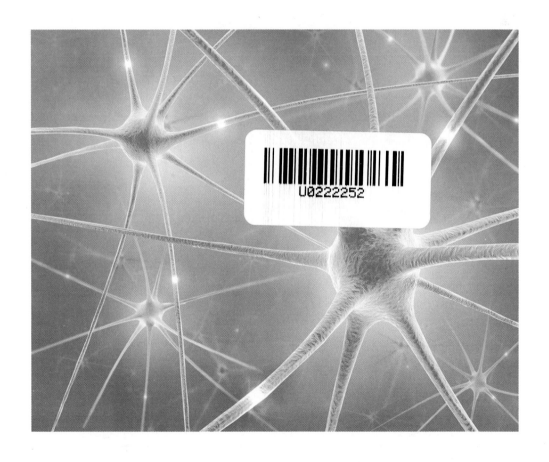

黑龙江科学技术出版社

HEILONGJIANG SCIENCE AND TECHNOLOGY PRESS

图书在版编目（CIP）数据

临床体会：针药结合治疗神经系统疾病 / 滕秀英主编.—— 哈尔滨：黑龙江科学技术出版社，2023.8
ISBN 978-7-5719-2084-5

Ⅰ.①临… Ⅱ.①滕… Ⅲ.①神经系统疾病－中西医结合－诊疗 Ⅳ.①R741

中国国家版本馆 CIP 数据核字(2023)第 135747 号

临床体会：针药结合治疗神经系统疾病

LINCHUANG TIHUI:ZHENYAO JIEHE ZHILIAO SHENJING XITONG JIBING

滕秀英　主编

责任编辑　王　姝
封面设计　林　子　迟丽萍
出　　版　黑龙江科学技术出版社
　　　　　地址：哈尔滨市南岗区公安街 70-2 号　邮编：150007
　　　　　电话：（0451）53642106　传真：（0451）53642143
　　　　　网址：www.lkcbs.cn
发　　行　全国新华书店
印　　刷　哈尔滨午阳印刷有限公司
开　　本　787 mm×1092 mm　1/16
印　　张　16
字　　数　300 千字
版　　次　2023 年 8 月第 1 版
印　　次　2023 年 8 月第 1 次印刷
书　　号　ISBN 978-7-5719-2084-5
定　　价　78.80 元

《临床体会——针药结合治疗神经系统疾病》
编委会

主编简介

滕秀英教授，女，主任医师，硕士研究生导师。1966 年生于黑龙江省，硕/博研究生均毕业于黑龙江中医药大学针灸推拿学专业，哈尔滨医科大学神经内科博士后出站。现任黑龙江中医药大学附属第二医院康复医学二科主任，黑龙江中医药大学传统康复方法学教研室主任。主要社会兼职有：黑龙江省老年医学研究会康复专业委员会主任委员，黑龙江省康复医学会中医康复专业委员会副主任委员，中国中医药研究促进会针灸康复分会神经性疾病（脑病）专家委员会副主任委员，黑龙江省中西医结合学会第二届针灸分会副会长。

滕教授 30 余年来一直从事中医临床医疗、教学和科研工作，在中医治疗神经系统疾病方面经验丰富。主持省自然、省攻关、省教育厅等多项科研项目，曾荣获黑龙江省中医药科学技术奖一等奖 5 次、三等奖 3 次，黑龙江省中医新技术应用奖二等奖、黑龙江省优秀高等教育科学研究成果奖一等奖；发表相关学术论文 60 余篇；出版著作 7 部，其中主编 3 部：《中医执业助理医师资格考试应试指导—针灸推拿学》《神经病的中西医结合疗法》《常见病的中西医治疗及护理》；副主编 3 部：《中医养生学导论》《中医康复学》《神经病针灸新疗法》；参编 1 部：《传统康复方法学实训指导》；全国统编教材《中医康复学》荣获"陕西省 2020 年省级优秀教材二等奖"。荣获"龙江名医""黑龙江省名中医""第二批省级名中医师承工作指导老师""校名中医""优秀康复医师"等荣誉称号。

序　言

　　本书是一部相对完整的针药结合治疗临床常见神经系统疾病的著作，内容翔实，涉及面广，侧重于应用，尤其是该书的治疗、体会部分，总结了龙江名医、黑龙江省名中医滕秀英教授30余年的从医经验而形成的对神经系统不同疾病的独特而行之有效的治疗方法。该书以严谨的语言介绍了神经系统常见的十余种类型的疾病，包括脊髓疾病、脑血管疾病、锥体外系疾病、脱髓鞘疾病、延髓麻痹等，并分门别类地阐述了各种疾病的概念、病因、诊断（分类、临床表现）以及中医治疗方案。全书以针灸、中药等中医传统治疗方法作为疾病的主要治疗手段，选取了临床中的典型病例进行分析，彰显了中医在疾病治疗中的优势，并且融入了作者从医多年的切身体会，具有说服力和感染力，为读者提供科学有效并极具参考价值的神经系统疾病中医诊疗方案。

目　录

第一章　临床常见神经系统疾病

第一节　头痛

头痛是最常见的临床症状之一，发病率极高且逐年增加。通常将局限于头颅上半部，包括眉弓、耳轮上缘和枕外隆凸连线以上部位的疼痛统称为头痛。头痛病因繁多，神经痛、颅内感染、颅内占位病变、脑血管疾病、颅外头面部疾病以及全身疾病如急性感染、中毒等均可导致头痛。中医学属于"头痛"，又称"首风""脑风"。

头痛的发病机制复杂，主要是由于头部痛敏结构内的痛觉感受器受到刺激，经痛觉传导通路传导到大脑皮质引起。痛敏结构是指颅脑上能感受疼痛的结构，头部的痛敏结构包括颅外和颅内两部分。颅外痛敏结构包括：①颅骨骨膜、头皮、皮下组织、帽状腱膜和头颈部肌肉，颅外动脉，颈神经 2~3；②眼、耳、牙齿、鼻窦、口咽和鼻黏膜等。颅内痛敏结构主要有颅内静脉窦及其大分支、脑底硬脑膜及其动脉、软脑膜及蛛网膜之间的动脉、大脑镰、小脑幕以及传导痛觉的一些神经。而颅骨、脑实质、大部分硬脑膜、软脑膜、蛛网膜、室管膜和脉络膜丛对疼痛均不敏感，所以这些部位病变（如肿瘤、炎症、血管病）早期均不出现头痛。

机械、化学、生物刺激和体内生化改变等均可作用于颅内外痛敏结构而引起头痛。如颅内、外动脉扩张或受牵拉，颅内静脉和静脉窦的移位或受牵引，脑神经和颈神经受到压迫、牵拉或炎症刺激，颅、颈部肌肉痉挛、炎症刺激或创伤，各种原因引起的脑膜刺激，颅内压异常，颅内 5-羟色胺能神经元投射系统功能紊乱等。

《国际头痛分类》（第三版）中将头痛分为原发性头痛、继发性头痛及其他疼痛性颅神经病变、其他面痛及其他类型头痛。原发性头痛包括偏头痛、紧张性头痛、三叉神经自主神经性头痛及其他原发性头痛。原发性头痛的分类以临床表现为依据；继发性头痛只是某种疾病的一个症状，因此，继发性头痛的分类以其病因为依据。

一、诊断及临床表现

（一）偏头痛

临床常见的原发性头痛，其特征是发作性、多为偏侧、中重度、搏动样头痛，一般持续 4~72h，可伴有恶心、呕吐，声光刺激或日常活动均可加重头痛，处于安静环境、休息可缓解头痛。偏头痛是一种常见的慢性神经血管性疾病，患病率为 5%~10%。偏头痛多起病于儿童和青春期，中青年期到达发病高峰，女性多见，男女患者比例为 1∶2~1∶3，常有遗传背景。偏头痛包括无先兆偏头痛、有先兆偏头痛和慢性偏头痛。

1. 无先兆偏头痛

无先兆偏头痛是最常见的偏头痛类型，约占 80%。临床表现为反复发作的一侧或双侧额颞部疼痛，呈搏动性，疼痛持续时伴颈肌收缩可使症状复杂化。常伴有恶心、呕吐、畏光、出汗、全身不适、头皮触痛等症状。本型发作频率高，可严重影响患者工作和生活，常需要频繁应用止痛药治疗，易合并出现新的头痛类型——药物过度使用性头痛。本型偏头痛常与月经有明显关系。

2. 有先兆偏头痛

有先兆偏头痛约占偏头痛疾病的 10%。发作前数小时至数日可有倦怠、注意力不集中和打哈欠等前驱症状。在头痛之前或头痛发生时，常以可逆的局灶性神经系统症状为先兆，表现为视觉、感觉、言语和运动的缺损或刺激症状。最常见的为视觉先兆，如视物模糊、暗点、闪光、亮点亮线或视物变形，其次为感觉先兆，言语和运动先兆少见。先兆症状一般在 5~20min 逐渐形成，持续时间不超过 60min，不同先兆可以接连出现。头痛在先兆同时或先兆后 60min 内发生，表现为一侧或双侧额颞部或眶后搏动性头痛，常伴有恶心、呕吐、畏声、面色苍白或出汗、多尿、易激惹、气味恐惧及疲劳感等。活动可使头痛加重，睡眠后可缓解头痛。头痛可持续 4~72h，消退后患者常表现为疲乏无力、烦躁和食欲差等症状，1~2d 后常可好转。

3. 慢性偏头痛

每月头痛发作超过 15d，连续 3 个月或 3 个月以上，具有偏头痛性头痛特点，并排除药物过量引起的头痛，可考虑为慢性偏头痛。

（二）紧张性头痛

紧张性头痛以往称肌收缩性头痛，是双侧枕部或全头部紧缩性或压迫性头痛，约占头痛患者的 40%，是原发性头痛中最常见的类型。

典型病例多在 20 岁左右发病，发病高峰为 40~50 岁，终身患病率约为 46%，男女均可患病，女性稍多见，男女比例约为 4∶5。头痛部位不定，可为双侧、单侧、全头部、颈项部、双侧枕部、双侧颞部等。通常呈持续性轻中度钝痛，呈头周紧箍感、压迫感或沉重感。许多患者可伴有头昏、失眠、焦虑或抑郁等症状，也可出现恶心、畏光或畏声等症状。体检可发现疼痛部位肌肉触痛或压痛点，颈肩部肌肉有僵硬感，捏压时肌肉感觉舒适。头痛期间日常生活与工作常不受影响。传统上认为紧张性头痛与偏头痛是不同的两种疾病，但部分病例却兼有两者的头痛特点，如某些紧张性头痛患者可表现为偏侧搏动样头痛，发作时可伴呕吐。

（三）三叉神经自主神经性头痛

三叉神经自主神经性头痛是一组以单侧眶周、眶上或颞部疼痛，发作时伴头痛同侧头面部自主神经症状为特征的原发性头痛。常见的有丛集性头痛、阵发性偏侧头痛和伴结膜充血及流泪的单侧短暂性神经痛样头痛。

1. 丛集性头痛

丛集性头痛是急性起病的单侧头痛，常见部位按发作频率高低依次是眼眶、眶后、颞侧、眶上和眶下，疼痛持续 15~180min，发作频率为 1 次/2 d~8 次/d，头痛为钻痛或撕裂样疼痛。通常在入睡后不长时间即出现头痛，也可在每年同一季节发作。发作时伴有副交感神经过度兴奋症状，如结膜充血和（或）流泪、鼻塞和（或）流涕、眼睑浮肿、额部和面部出汗、瞳孔缩小和（或）眼睑下垂等。在丛集性头痛发作期，患者有烦躁感或易怒，不停跺脚或保持坐位以最大程度缓解疼痛。酒精、硝酸甘油片和组胺等血管扩张剂在丛集期易诱发头痛。可分为发作性丛集性头痛和慢性丛集性头痛，前者至少有两个丛集期持续 7 天至 1 年，由持续 1 个月以上的缓解期分开；后者发作期持续 1 年以上，无缓解期，或有缓解期但在 1 个月以内。

2. 阵发性偏侧头痛

阵发性偏侧头痛发作时具有类似丛集性头痛的疼痛特点和伴随症状，但是持续时间较短，为 2~30min，发作频率大多超过 5 次/d，有些时段可以低于此频率，而且治疗剂量的吲哚美辛可以预防发作。

3. 伴结膜充血及流泪的单侧短暂性神经痛样头痛

伴结膜充血及流泪的单侧短暂性神经痛样头痛是一种少见的单侧针刺样或者搏动性头痛，发作时间持续 5~240s，频率为 3~200 次/d。大多数发作发生在白天，有 2 次高峰（如早晨和下午高峰），夜间发作较少。其中最重要的自主神经表现是流泪和结膜充血，有些患者可能有鼻部症状。

二、治疗

中医学认为"头为诸阳之会""清阳之府"。五脏精华之血，六腑清阳之气，皆上会于头，外感诸邪，上犯巅顶，清阳之气不得舒展，可导致头痛。内伤的病证，或气血虚弱无以上荣于脑，或瘀血痰浊，阻塞经络，或情志不遂，肝阳上扰，均可发生头痛。神经系统疾病所致头痛以内伤头痛为主，一般无外感症状。

（一）中药治疗

1. 肝阳头痛

【主症】头晕涨痛，心烦易怒，睡眠不安，兼见面红口干，舌苔薄黄，或舌红少苔，脉细数或弦。

【治法】平肝潜阳。

【方药】天麻钩藤饮加减。天麻、钩藤、石决明、山栀、黄芩、丹皮、桑寄生、杜仲、牛膝、益母草、白芍、夜交藤。

【方解】天麻、钩藤平肝熄风，为君药；石决明咸寒质重，平肝潜阳，除热明目，助君平肝熄风之力；牛膝引血下行，兼益肝肾，并能活血利水，共为臣药；杜仲、桑寄生补益肝肾以治本；山栀、黄芩清肝降火，以折其亢阳；益母草合牛膝活血利水，以利平降肝阳；夜交藤宁心安神，均为佐药；诸药合用，共奏平肝熄风、清热活血、补益肝肾之功。

2. 血虚头痛

【主症】头痛而晕，心悸怔忡，神疲乏力，面色少华，舌质淡，苔薄白，脉细弱。

【治法】滋阴养血。

【方药】加味四物汤加减。当归、生地黄、白芍、首乌、川芎、菊花、蔓荆子、五味子、远志、酸枣仁。

【方解】生地黄养阴生津，当归补血和血，白芍养血敛阴，柔肝缓急，与生地黄、当归相协则滋阴补血之力更著，又可缓急止痛；川芎活血行气，与当归相协则行血之力益彰，又使诸药补血而不滞血；远志、酸枣仁合用宁心安神。

3. 痰浊头痛

【主症】头痛昏蒙，胸脘满闷，呕吐痰涎，舌苔白腻，脉滑。

【治法】化痰降逆。

【方药】半夏白术天麻汤加减。半夏、陈皮、白术、茯苓、天麻、白蒺藜、蔓荆子。

【方解】半夏辛温而燥，燥湿化痰，降逆止呕；天麻甘平而润，入肝经，善于平肝熄风。二者配伍，长于化痰熄风。白术健脾燥湿；茯苓健脾渗湿，以治生痰之本，与半夏、天麻配伍，加强化痰熄风之效。陈皮理气化痰，使气顺痰消。

4. 瘀血头痛

【主症】头痛经久不愈，痛处固定不移，痛如锥刺，舌质紫或有瘀斑，脉细涩。

【治法】活血化瘀，通窍止痛。

【方药】通窍活血汤加减。川芎、赤芍、桃仁、红花、益母草、当归、白芷、细辛。

【方解】赤芍，活血化瘀止痛；川芎为血中气药，可行气止痛；桃仁、红花活血通络；益母草、当归活血化瘀止痛；白芷、细辛通窍止痛。

5. 肾虚头痛

【主症】头痛且空，头晕耳鸣，腰膝酸软，神疲乏力，滑精带下，舌红少苔，脉细无力。

【治法】养阴补肾，填精生髓。

【方药】大补元煎加减。熟地黄、枸杞子、女贞子、杜仲、川断、龟甲、山萸肉、山药、人参、当归、白芍。

【方解】熟地黄、当归、白芍滋阴补血；人参大补元气；熟地黄和人参相配补精气大亏之证；杜仲、川断补肾精，温肾阳；山萸肉、枸杞益精血，补肝肾；龟甲养阴补肾。

（二）针灸治疗

1. 毫针治疗

适用于不能接受电针刺激的头痛患者。

【治法】局部取穴法。

【处方】风池、供血、百会、四神聪、头维、率谷、阿是穴。

【方解】针刺风池、供血改善颅内的血液循环；百会、四神聪均居巅顶，为人体阳气汇聚之地，可调节一身之阳气，现代解剖研究表明，百会穴浅表部位有大量的血管和神经，在深部为大脑皮质运动区和旁中央小叶；阿是穴即患者明显疼痛部位，局部针刺疏通气血，缓解疼痛。

【操作】头面部的穴位刺激强度不宜过大，以免加重病情。1 次/d，30min /次，5次后休息 2d。

2. 电针治疗

（1）偏头痛。

【治法】局部取穴法。

【处方】风池、供血、枕神经穴、百会、头维、率谷、太阳、阿是穴。

【方解】针刺风池、供血改善颅内的血液循环；枕神经穴的位置是枕动脉、枕大神经和枕小神经穿出颈部筋膜的出口，位于风池穴的上方，属阿是穴。利用针刺的作用，松解粘连，去除血管、神经卡压，改善循环，消除无菌性炎症、疏通气血、活血化瘀，达到"通则不痛"的目的。配足阳明胃经头维、足少阳胆经率谷穴、经外奇穴太阳穴以达到散风通络、平肝潜阳、增强镇痛的作用。

【操作】2 组导线连接同侧风池、供血，正极在上，负极在下；另外 2 组导线连接头部穴位，疼痛点连接负极；以上共用疏波，1 次/d，30min /次，5 次后休息 2d。

（2）颈源性头痛。

【治法】局部取穴法。

【处方】风池、供血、颈夹脊、天柱、百会、头维、太阳、完骨、率谷。

【方解】针刺风池、供血改善颅内的血液循环，针刺颈夹脊穴使得项部肌肉紧张缓解而止痛。

【操作】2组导线连接同侧风池、供血，正极在上，负极在下；另外3组导线连接颈夹脊穴，正负极左右连接；以上共用疏波，1次/d，30min/次，5次后休息2d。

（3）精神病性障碍性头痛。

【治法】上下配穴法。

【处方】风池、供血、百会、印堂、太阳、人中、合谷、足三里、内庭。

【方解】通过针刺以上穴位调整中枢神经系统的功能从而起到镇痛作用。

【操作】2组导线连接同侧风池、供血，正极在上，负极在下；1次/d，30min/次，5次后休息2d。

（4）丛集性头痛。

【治法】局部取穴法，上下配穴法。

【处方】风池、供血、太阳、睛明、阳白、头维、合谷、太冲。

【方解】针刺风池、供血改善颅内的血液循环；针刺以上局部穴位达到疏风清热、平肝熄风和通络止痛之功，从解剖学上讲，以上头部穴位大都在影响丛集性头痛分布的神经支上，故针刺时局部的止痛作用能够快速发挥；合谷镇静止痛，通经活络；太冲为肝经的原穴，有疏风清热、通络止痛之功。

【操作】2组导线连接同侧风池、供血，正极在上，负极在下；头面部的穴位刺激强度不宜过大，以免加重病情；1次/d，30min/次，5次后休息2d。

三、体会

（1）有少部分头痛患者是三叉神经痛。

（2）中药治疗头痛，以川芎茶调散为代表方剂，效果很好，尤其是遇风加重的患者，其中川芎30~40g效果最好。

（3）枕神经痛针刺风池上方阿是穴有效，或百会和风池上方0.5寸（同身寸），针刺2~3针，正极在上，负极在下，选用疏波。

第二节　晕厥

晕厥（syncope）是指一种突然发生的、短暂的、自限性意识丧失，且常伴有突然倒地的临床综合征。中医学中属于"厥证"范畴。

发病机制为短暂性全脑供血不足，如心排出量突然减少或心脏停搏，突然剧烈的血压下降，脑血管的普遍性短暂性痉挛等导致大脑皮质一过性高度抑制所致。

一、病因

晕厥的病因大致可分为 6 类：①神经源性晕厥（反射性晕厥）；②交感神经系统功能障碍（直立性低血压性晕厥）；③心源性晕厥；④脑源性晕厥；⑤其他原因所致的晕厥（如缺氧、低血糖等）。尽管如此，有时在判断晕厥的病因方面还是困难的。据报道，60 岁以上患者的晕厥，原因不明者占 39.5%；60 岁以下患者的晕厥，原因不明者占 45.3%。

二、诊断

（一）神经源性晕厥（反射性晕厥）

1. 血管抑制性晕厥（单纯性晕厥）

（1）多发生于平素体质较弱的敏感者。

（2）多有明显的诱因，包括情绪紧张、恐惧、疼痛、疲劳、饥饿、炎热、愤怒等。

（3）多在立位或坐位时发作。

（4）多有头晕、恶心、上腹闷胀、视力模糊、眼前发黑等前驱症状。

（5）发作时意识丧失，跌倒，血压迅速下降，脉弱缓，出冷汗，面色苍白。

（6）发作持续时间短，由数秒到 2min；取卧位、抬高腿部时即恢复；恢复后可有全身无力、头晕，甚至呕吐、腹泻等。

（7）直立倾斜试验阳性。

（8）既往可有类似发作。

（9）排除其他类型晕厥及其他疾病。

这类晕厥最常见，常发生于青年人，多在站立位，多因受情感刺激及疼痛而诱发。

2. 颈动脉窦性晕厥

（1）多有牵张颈动脉窦的动作，如颈部突然转动、衣领过紧等原因。

（2）可有颈动脉窦附近的肿瘤或肿大淋巴结、颈动脉体瘤、颈部外伤及手术尤其是甲状腺手术等病史。

（3）发作时无恶心、面色苍白等先兆症状。

（4）意识丧失一般数分钟内即完全恢复。

（5）颈内动脉窦按压试验阳性。

（6）排除其他类型晕厥及其他疾病。

该病可分为 4 型：①迷走型（或心脏抑制型），表现为晕厥、窦性心动过缓或房室传导阻滞；②减压型（或血管抑制型），表现为晕厥、血压骤降、心率改变不明显、无房室传导阻滞；③混合型，表现为晕厥、血压及心率均有明显改变；④脑型，由于一过性脑血管痉挛，表现为晕厥、心率及血压均变化不大。值得注意的是，颈动脉窦按压试验有一定危险性，对颈动脉有斑块、狭窄及有杂音者应禁用，以免引起心脏停搏；不能双侧同时按压，单侧按压时间不能超过 1min，通常以按摩 5s 引起收缩压下降≥50mmHg 或窦性停搏≥3s 为阳性，称颈动脉窦过敏。

3. 情境相关性晕厥（在一定情境下发生的晕厥）

（1）排尿性晕厥：①多见于青年或中年男性患者；②多在睡醒后起床立位排尿时或排尿后发生，白天排尿偶亦发生；③发作前无前驱症状，或仅有短暂的头晕、眼花、下肢发软等感觉；④发作时突然意识丧失、晕倒，持续约数十秒，自行苏醒；⑤排除其他类型晕厥及其他疾病。发生机制欠清，可能为综合因素：①患者自主神经功能不稳定，血管舒缩功能障碍；②夜间迷走神经兴奋性占优势，心跳较慢，血压偏低等；③充盈的膀胱很快排空，腹压降低，加上站立位，下腔静脉回心血量减少；④排尿时屏气，胸腔压力增高，静脉回心血量减少，最终导致脑血流量减少而发生晕厥。

（2）咳嗽性晕厥：①多见于中老年男性患者；②可有肺气肿或其他慢性阻塞性肺部疾患；③在一阵剧烈咳嗽时突然意识丧失；④可自发性恢复；⑤排除其他类型晕厥及其他疾病。其原因主要为由咳嗽引起胸、腹腔压力升高，静脉回心血量减少，同时伴颅内压升高，导致脑血流量减少。另外，由于咳嗽使血 CO_2 分压下降，脑血管阻力增加，脑血流量降低。

（3）吞咽性晕厥： 由舌咽、咽喉、食管和胃的机械性刺激所引起的晕厥称为吞咽性晕厥，其发生机制是：吞咽时沿舌咽神经运动支下行的冲动在颈静脉孔区通过传导异常，经感觉纤维返回脑干，入孤束核并扩散至迷走神经背核而引起晕厥。吞咽性晕厥可见于舌根、咽、喉、食管、纵隔疾患，高度房室传导阻滞、窦性心动过缓和病态窦房结综合征等情况，吞咽性晕厥常伴有食管疾病，同时伴有不同程度的自主神经功能障碍。

（4）痛性晕厥：①患有舌咽神经痛、三叉神经痛；②晕厥总是在疼痛发作时或发作后发生；③晕厥发作与体位改变无关；④神经痛治愈后晕厥不再发生；⑤排除其他类型晕厥及其他疾病。其发作原因是由于剧痛刺激反射性引起血管舒缩中枢抑制，周围血管突然扩张，回心血量减少，心排出量降低和脑灌注减少。

（5）运动诱发晕厥：①青少年多见；②有氧运动特别是跑步时可诱发晕厥；③可有家族史；④晕厥发作前可有恶心及其他先兆；⑤终止运动或不超过患者的一定阈值可避免晕厥发作；⑥对肾上腺素 β 受体阻滞剂有效；⑦排除心源性晕厥。

（6）Valsalva 晕厥：①由 Valsalva 动作引起晕厥；②可见于婴儿屏气时发作，举重、难以控制的大笑、用力大便、搬重物、潜水、吹号等活动时发作；③避免诱因可防止发作；④排除其他类型晕厥及其他疾病。

（二）交感神经系统功能障碍（直立性低血压性晕厥）

1. 单纯直立性低血压

单纯直立性低血压与自主神经系统功能紊乱有关。①突然从卧位至坐位、从坐位至立位，或站立数分钟而诱发晕厥；②有导致直立性低血压的病因；③测卧位和直立位 2min 内血压，成人收缩压/舒张压降低在 30mmHg/20mmHg 以上，儿童在 20mmHg/10mmHg 以上；④血压下降时通常不伴有心率的显著变化；⑤多见于青少年；⑥多伴有头晕、心悸、气喘、面色苍白、出冷汗、恶心及站立不稳等前驱症状；⑦排除其他类型晕厥及其他疾病。

2. Shy–Drager 综合征

（1）中、老年期发病，缓慢进行性加重。

（2）突然从卧位至坐位或从坐位至立位而诱发晕厥。

（3）测卧位和直立位 2min 内血压，收缩压/舒张压降低在 30mmHg/20mmHg 以上。

（4）血压下降时通常不伴有心率的显著变化。

（5）一般无前驱症状。

（6）伴有其他自主神经症状，如阳痿、无汗及尿便功能障碍者。

（7）有小脑功能受损的表现。

（8）可有锥体束及锥体外系症状。

（9）排除其他类型晕厥及其他疾病。

3. 仰卧位低血压性晕厥

（1）晕厥多发生于妊娠后期妇女仰卧时，也可发生于腹腔内巨大肿瘤的患者仰卧时。

（2）仰卧位时血压骤降，心率加快，头晕及晕厥。

（3）改变体位常可使症状缓解。

（4）排除其他类型晕厥及其他疾病。

（三）心源性晕厥

由于心排出量突然减少，造成一过性脑缺血，导致突发的短暂的意识丧失。其诊断依据是：①存在心脏停搏、严重心律失常、心肌缺血、心脏血液排出受阻等心脏疾病的表现及检查证据（如心电图、心脏彩超等）；②有 1 次或多次晕厥发作；③心脏病经治疗后晕厥不再发生；④排除其他类型晕厥及其他疾病。心源性晕厥可分为三大类。

1. 心脏血流受阻导致晕厥

（1）左心充盈或射血受阻，可使心排出量明显减少，导致晕厥。常见于主动脉瓣狭窄、肥厚梗阻型心肌病、左房黏液瘤等。二尖瓣狭窄也可引起晕厥，但通常发生于合并快速的心律失常时。

（2）右心排血受阻，如法洛四联症以及原发性和继发于先天性心脏病的肺动脉高压。

2. 心律失常导致晕厥

心律失常是晕厥的常见病因，尤其是患有器质性心脏病时。无论心动过缓或心动过速都可使心排出量急剧减少，使脑灌注不足，发生晕厥。最常见于室性心动过速、严重窦性心动过缓、窦性停搏、高度或完全性房室传导阻滞等。

3. 泵衰竭导致晕厥

泵衰竭指心肌收缩功能明显减退所引起的一系列严重临床表现，包括急性心肌梗死、冠状动脉痉挛等，均可引起晕厥。

（四）脑源性晕厥

脑源性晕厥是指供血于脑部的血管（包括颈动脉系统、椎-基底动脉系统、主动脉弓及其分支，如锁骨下动脉、无名动脉等）发生一过性缺血，脑灌注迅速降低，使脑内主管意识反应的网状结构和双侧脑皮质等系统受到短暂的弥漫性脑缺血缺氧损害，意识水平迅速丧失，并随即快速自行恢复。最常见的病因是动脉粥样硬化引起管腔狭窄或闭塞；其次是颈部疾患（包括颈椎及其关节的增生、颈肌疾患、颈部软组织病变、颅底畸形）所引起的椎动脉受压；其他如动脉本身的炎症、外伤、肿瘤、畸形；或由于椎动脉周围的交感神经丛受累，引起反射性椎动脉痉挛等。此种晕厥还可见于癫痫、偏头痛、蛛网膜下腔出血、轻微脑外伤、烟雾病、一过性脑缺血发作（TIA）等。在这种情况下，晕厥只是一种症状，不是诊断名称。

【附】主动脉弓综合征晕厥

主动脉弓综合征晕厥属于脑源性晕厥。主动脉弓综合征又称 Takayasu 病、无脉病、多发性大动脉炎。主要因头臂动脉（常为颈总、无名及锁骨下动脉）狭窄或闭塞所致，可发生晕厥。诊断要点：①多见于 30 岁以下女性，急性期可有发热、全身不适及关节炎等症状；②晕厥多发生在活动时；③单侧或双侧上肢缺血性表现，如上肢活动时易疲劳，伴有疼痛、发麻或发凉感；④头面部及脑部缺血症状，如咀嚼时颊部肌肉疼痛、头晕、记忆力减退、发作性黑蒙，甚至有抽搐、偏瘫等；⑤头臂动脉狭窄体征，如脉搏减弱或消失，或双侧血压差在 20mmHg 以上，颈部及锁骨区可闻及血管杂音；⑥选择性动脉造影显示大动脉狭窄或闭塞；⑦排除其他类型晕厥及其他疾病。

（五）其他原因所致的晕厥

其他原因所致的晕厥包括低血糖性晕厥、急性缺氧性晕厥、过度换气晕厥、精神病性障碍性晕厥等。

三、治疗

中医学认为厥证的基本病机是气机逆乱。气机逆乱，升降乖戾，气血阴阳不相顺接而发为厥证。

（一）中药治疗

1. 气厥

（1）实证。

【主症】精神刺激而诱发，突然昏倒，不省人事，或四肢逆冷，口噤不开，两拳握固，呼吸气粗，舌苔薄白，脉沉弦或伏。

【治法】开窍，顺气，解郁。

【方药】通关散合五磨饮子加减。细辛、皂角、枳壳、木香、乌药、沉香、槟榔。

【方解】细辛、皂角通关开窍；以乌药行气解郁，配以沉香、槟榔下气降逆；配以木香、枳壳增强其行气之功。

（2）虚证。

【主症】素体虚弱，多由悲恐或劳倦过度、饥饿受寒而诱发，发作时眩晕昏仆，面色苍白，汗出肢冷，气息低微，舌淡，脉沉弱。

【治法】补气，回阳，醒神。

【方药】四味回阳饮。人参、制附子、炮姜、炙甘草。汗出多者，加黄芪、白术、煅龙骨、煅牡蛎；心悸不宁者，加远志、柏子仁、酸枣仁；纳谷不香、食欲不振者，加白术、茯苓、陈皮；若急救，可先用生脉注射液、参附注射液静脉推注或滴注，苏醒后继用四味回阳饮。

【方解】人参回阳救逆，益气固脱；制附子、炮姜温里回阳；炙甘草调中缓急。

2. 血厥

（1）实证。

【主症】多因急躁恼怒而发，突然昏倒，不省人事，牙关紧闭，面赤唇紫，舌暗红，脉沉弦有力。

【治法】活血顺气。

【方药】通瘀煎加减。苏合香丸或玉枢丹，温开水灌服或鼻饲以急救，待患者苏醒后，再以通瘀煎加减内服。当归尾、红花、乌药、青皮、木香、香附。

【方解】苏合香丸芳香开窍，启闭醒神；玉枢丹开窍醒神；当归尾、红花活血祛瘀；乌药、青皮、木香、香附理气活血通络。

（2）虚证。

【主症】常因失血过多，或大汗吐下后，突然昏厥，面色苍白，口唇无华，四肢震颤，目陷口张，自汗肢冷，呼吸微弱，舌质淡，脉芤或细数无力。

【治法】补养气血。

【方药】人参养荣汤。急用独参汤灌服，继用人参养荣汤。人参、黄芪、当归、白芍、熟地黄。

【方解】人参、黄芪，补气之品，血不足而补其气；熟地黄、当归、白芍，养血之品；诸药合用补养气血。

3. 痰厥

【主症】素有咳喘宿痰，多湿多痰，恼怒或剧烈咳嗽后，突然昏厥，喉有痰声或咳吐涎沫，呼吸气粗，舌苔白腻，脉沉滑。

【治法】行气豁痰。

【方药】导痰汤加减。陈皮、枳实、半夏、天南星、茯苓、生姜、甘草。

【方解】半夏辛温而燥，燥湿化痰，降逆和胃；湿痰既成，阻滞气机，陈皮、枳实理气行滞，燥湿化痰，乃"治痰先治气，气顺则痰消"之意。茯苓甘淡，渗湿健脾以杜生痰之源，与半夏配伍，燥湿渗湿则不生痰；半夏与天南星相伍则燥湿化痰之力增强，陈皮与枳实相合则行气之力增强，生姜既助半夏降逆，又制半夏之毒。

4. 食厥

【主症】暴饮暴食，又逢恼怒之事，突然昏厥，气息塞滞，脘腹胀满，或恶心呕吐，嗳腐厌食，舌苔厚腻，脉滑实。

【治法】和中消导。

【方药】保和丸加减。昏厥发生在食后不久，先用盐汤探吐以祛实邪。醒后继用保和丸加减。焦山楂、神曲、莱菔子、厚朴、砂仁、半夏、陈皮、茯苓。

【方解】焦山楂消一切饮食积滞，尤善消肉食油腻之积；神曲消食健脾，更长于化酒食陈腐之积；莱菔子消食下气，长于消麦面痰气之积；三药同用，可消各种饮食积滞。厚朴、砂仁下气除满，化湿开胃；半夏、陈皮行气化滞，和胃止呕；茯苓健脾利湿，和中止泻。

（二）针灸治疗

1. 毫针治疗

【治法】苏厥醒神。

【处方】水沟、百会、内关；虚证，配关元、气海、足三里；实证，配合谷、太冲；牙关紧闭，配颊车、下关。

【方解】水沟为督脉急救要穴，百会位于头顶，为百脉交会之地，两穴均有醒脑开窍之功；内关为心包经之络穴，可醒神宁心；三穴相伍共同作用于心、脑，以苏厥醒神。

【操作】实证、急性发作时，在水沟、内关行提插手法，持续行针直至苏醒。虚证可在百会加用灸法。

2. 电针治疗

【治法】头针疗法，上下配穴法。

【处方】风池、供血、头针顶区、额区、内关、足三里。

【方解】针刺风池、供血可改善椎-基底动脉血液循环，兴奋网状结构上行激活系统而调整大脑的功能；头针刺激大脑皮质，可以调控自主神经功能；针刺内关、足三里穴可以激活副交感神经活性，抑制交感神经活性，调节自主神经功能。

【操作】2组导线连接同侧风池、供血，正极在上，负极在下；选用疏波，电流量以患者耐受为度，1次/d，30min/次，5次后休息2d。

本法适用于神经源性晕厥（反射性晕厥）和脑源性晕厥。

四、体会

由自主神经功能紊乱所造成的晕厥，可以通过针灸（辨证选穴）或者针药结合的方式进行调节，女性患者疗效尤为显著。

中药汤剂以及针灸治疗均应采用辨证论治的原则进行对症治疗，如脾肾阳虚型，宜温补脾肾；心肾阴虚、肝阳上亢型，宜滋养心肾、平肝潜阳；气阴两虚型，宜益气养阴；气虚血瘀型，宜益气通络；血虚血瘀型，宜养血活血化瘀；湿热浸淫型，宜清热利湿、解毒通络；肝风内动型，宜镇肝熄风；瘀阻脉络、气机痹塞型，宜活血化瘀、通络祛痹。根据以上治疗原则选择合适的中药或者相应的腧穴行补、泻手法便可产生显著疗效。

以上治疗原则同样适用于更年期综合征以及其他内科疾病，若能准确辨证，选对腧穴，便能产生明显疗效。

第三节 眩晕

眩晕是一种运动性或位置性错觉，造成人与周围环境空间关系在大脑皮质中反应失真，产生旋转、倾倒及起伏等感觉。眩晕与头昏不同，后者表现为头重脚轻、步态不稳等。中医学亦称为"眩晕"。

按病变的解剖部位可将眩晕分为系统性眩晕和非系统性眩晕，前者由前庭神经系统病变引起，后者由前庭系统以外病变引起。临床上按眩晕的性质可分为真性眩晕和假性眩晕。存在自身或对外界环境空间位置的错觉为真性眩晕，而仅有一般的晕动感并无对自身或外界环境空间位置错觉，为假性眩晕。

一、诊断

（一）系统性眩晕

系统性眩晕是眩晕的主要病因，为真性眩晕。按照病变部位和临床表现的不同又可分为周围性眩晕与中枢性眩晕。

1. 周围性眩晕

周围性眩晕亦称前庭性眩晕，包括前庭器官和前庭神经的病变。眩晕常呈发作性，起病急，程度很重，每次发作持续时间自数分钟、数小时乃至数天。患者自觉周围物体旋转，或自身向上、下、左、右摇晃，出现一种运动错觉，有时可突然倾倒。发作过程中，意识清楚，常伴有恶心、呕吐、面色苍白、血压下降、心动过缓等自主神经功能失调的症状，常伴有耳鸣或耳聋。神经系统检查可有水平性或旋转性眼震，而且与眩晕的程度一致。前庭功能试验无反应或反应减弱，平行试验龙贝格征阳性，且倾倒方向与眼震慢相及指鼻试验偏移方向一致。常见的疾病有梅尼埃病、药物中毒、迷路炎、前庭神经炎、位置性眩晕等。

2. 中枢性眩晕

中枢性眩晕包括前庭神经核及其传导通路、前庭神经皮质代表区的病变。眩晕感轻，常可忍受。发作时间可达数周、数月，甚至与原发病同始终。患者意识状态视病变部位及发展而定。自主神经功能紊乱的症状很少出现，也可伴有耳蜗症状及脑干中其他神经受累的表现。神经系统检查可见眼震，眼震与眩晕程度不一致，眼震慢相方向与身体倾倒方向、指向试验偏移方向不一致。前庭功能试验多为正常反应，常有脑干损害的体征。常见的病因有听神经瘤、脑干炎症、多发性硬化、颈性眩晕、椎-基底动脉缺血发作、颞叶缺血、肿瘤、炎症等。

表 1-1 周围性眩晕与中枢性眩晕的鉴别

临床特征	周围性眩晕	中枢性眩晕
病变部位	前庭感受器及前庭神经颅外段（未出内听道）	前庭神经颅内段、前庭神经核、核上纤维、内侧纵束、小脑、大脑皮质
常见疾病	迷路炎、中耳炎、前庭神经元炎、梅尼埃病、乳突炎、咽鼓管阻塞、外耳道耵聍等	椎-基底动脉供血不足、颈椎病、小脑肿瘤、脑干（脑桥和延髓）病变、听神经瘤、第四脑室肿瘤、颞叶肿瘤、颞叶癫痫等
眩晕程度及持续时间	发作性，症状重，持续时间短	症状轻，持续时间长
眼球震颤	幅度小，多水平或水平加旋转，眼震快相向健侧或慢相向病灶侧	幅度大，形式多变，眼震方向不一致
平衡障碍	倾倒方向与眼震慢相一致，与头位有关	倾倒方向不定，与头位无一定关系
前庭功能试验	无反应或反应减弱	反应正常

续表

临床特征	周围性眩晕	中枢性眩晕
听觉损伤	伴耳鸣、听力减退	不明显
自主神经症状	恶心、呕吐、出汗、面色苍白等	少有或不明显
脑功能损害	无	脑神经损害、瘫痪或抽搐等

（二）非系统性眩晕

非系统性眩晕临床表现为头晕眼花、站立不稳，通常无外界环境及自身旋转感或摇摆感，很少伴有恶心、呕吐，为假性眩晕。常由眼部疾病（眼外肌麻痹、屈光不正、先天性视力障碍）、心血管系统疾病（高血压、低血压、心律不齐、心力衰竭）、内分泌代谢疾病（低血糖、糖尿病、尿毒症）、中毒、感染或贫血等引起。

二、治疗

中医学认为，眩晕的基本病机为清窍失养或清窍受扰。虚者为髓海不足，或气血亏虚，属清窍失养；实者为风、火、痰、瘀扰乱清空使清窍受扰。

（一）中药治疗

1. 肝阳上亢

【主症】眩晕耳鸣，头重脚轻，头目涨痛，面红目赤，急躁易怒，肢麻，舌红或黯红，苔黄或薄白，脉弦或弦细数。

【治法】平肝潜阳，滋养肝肾。

【方药】天麻钩藤饮加减。天麻、钩藤（后下）、石决明（先煎）、川牛膝、栀子、黄芩、益母草、杜仲、桑寄生、夜交藤、茯神。

【方解】天麻、钩藤平肝熄风，为君药；石决明咸寒质重，平肝潜阳，除热明目，助君平肝熄风之力；川牛膝引血下行，兼益肝肾，并能活血利水，共为臣药。杜仲、桑寄生补益肝肾以治本；栀子、黄芩清肝降火，以折其亢阳；益母草合牛膝活血利水，以利平降肝阳；夜交藤、茯神宁心安神，均为佐药。诸药合用，共奏平肝熄风、清热活血、补益肝肾之功。

2. 痰浊中阻

【主症】眩晕发作时头脑涨重，胸膈痞满，呕恶痰多，纳呆腹胀，倦怠乏力，舌淡胖有齿痕，苔腻，脉濡或滑。

【治法】熄风涤痰，健脾和胃。

【方药】半夏白术天麻汤。半夏、天麻、白术、茯苓、陈皮、甘草、生姜、大枣。

【方解】半夏辛温而燥，燥湿化痰，降逆止呕；天麻甘平而润，入肝经，善于平肝熄风，二者配伍，长于化痰熄风；白术健脾燥湿；茯苓健脾渗湿，以治生痰之本，与半夏、天麻配伍，加强化痰熄风之效；陈皮理气化痰，使气顺痰消。

3. 气血亏虚

【主症】眩晕常因劳倦而发，动辄加剧，耳鸣耳聋，神疲乏力，气短懒言，声音低怯，肢体倦怠，面色不华，心悸不宁，食少腹胀，大便时溏，舌质淡，苔薄，脉细缓无力。

【治法】补益气血，调养心脾。

【方药】归脾汤加减。黄芪、龙眼肉、人参、白术、当归、茯神、酸枣仁、远志、木香、炙甘草。

【方解】黄芪甘温，补脾益气；龙眼肉甘平，既补脾气，又养心血；人参、白术皆为补脾益气之要药，与黄芪相伍，补脾益气之功益著；当归补血养心，酸枣仁宁心安神，二药与龙眼肉相伍，补心血、安神志之力更强；佐以茯神养心安神，远志宁神益智，更佐理气醒脾之木香，与诸补气养血药相伍，可使其补而不滞；炙甘草补益心脾之气，调和诸药。

4. 肾阴不足

【主症】眩晕屡发，耳鸣耳聋，精神萎靡，健忘易倦，腰膝酸软，心烦少寐，多梦遗精，手足心热，盗汗，口干，舌质红，苔少，脉沉细。

【治法】滋养肾阴，填精补髓。

【方药】左归丸加减。熟地黄、山茱萸、山药、枸杞子、龟甲胶、鹿角胶、菟丝子、川牛膝。

【方解】熟地黄滋肾阴，益精髓，以补真阴之不足；山茱萸补养肝肾，固秘精气；

山药补脾益阴,滋肾固精;龟甲胶滋阴补髓;鹿角胶补益精血,温壮肾阳,配入补阴方中,而有"阳中求阴"之义;枸杞子补肝肾,益精血;菟丝子补肝肾,助精髓;川牛膝益肝肾,强筋骨。

5. 肾阳不足

【主症】眩晕屡发,耳鸣耳聋,精神萎靡,健忘易倦,腰膝酸软,形寒肢冷,小便清长,舌淡,苔白,脉沉细无力。

【治法】温补肾阳。

【方药】右归丸加减。熟附子、肉桂、鹿角胶、熟地黄、山茱萸、枸杞子、山药、菟丝子、杜仲、当归。

【方解】熟附子、肉桂温壮元阳;鹿角胶温肾阳、益精血;熟地黄、山茱萸、枸杞子、山药滋阴益肾,填精补髓,养肝补脾,即所谓"善补阳者,必于阴中求阳,则阳得阴助,而生化无穷";佐以菟丝子、杜仲,补肝肾,强腰膝;当归养血补肝,与补肾之品相合,共补精血。诸药合用,温壮肾阳,滋补精血。

6. 瘀血阻络

【主症】眩晕反复发作日久,头目昏眩,常伴耳鸣耳聋,涨闷刺痛感,舌质黯红或有瘀点,脉细涩。

【治法】祛瘀生新,活血通络。

【方药】血府逐瘀汤加减。当归、桃仁、川芎、红花、赤芍、牛膝、柴胡、枳壳、桔梗、生地黄、甘草。

【方解】桃仁破血行滞而润燥;红花活血祛瘀以止痛;赤芍、川芎助君药活血祛瘀;牛膝入血分,性善下行,能祛瘀血,通血脉,并引瘀血下行,使血不郁于胸中,瘀热不上扰;生地黄甘寒,清热凉血,滋阴养血;合当归养血,使祛瘀不伤正;合赤芍清热凉血,以清瘀热,三者养血益阴,清热活血;桔梗、枳壳,一升一降,宽胸行气,桔梗并能载药上行;柴胡疏肝解郁,升达清阳,与桔梗、枳壳同用,尤善理气行滞,使气行则血行;甘草调和诸药。

（二）电针治疗

1. 周围性眩晕

【治法】近部取穴法。

【处方】风池、供血、翳风、听宫、耳门、四神聪。

【方解】风池、供血穴内有椎动脉，翳风、耳门、听宫穴内有迷路动脉分支，针刺后可以改善迷路动脉血液循环，增加血流，消除迷路水肿及炎性改变。

【操作】2组导线连接同侧风池、供血，正极在上，负极在下；另外2组导线连接双侧四神聪与耳门、听宫，正极在上，负极在下；选用疏波，电流量以患者耐受为度，1次/d，30min/次，5次后休息2d。

2. 中枢性眩晕

【治法】近部取穴法。

【处方】风池、供血、百会、四神聪、晕听区、枕下区。

【方解】风池、供血穴改善椎–基底动脉供血，针刺头部晕听区具有疏经通络、促进血液循环、改善神经的传导功能和调节神经肌肉兴奋的作用；现代医学研究表明，枕下区为小脑所在位置，控制平衡，针刺该部位可以改善后循环或改善小脑部的供血，从而改善眩晕症状。

【操作】2组导线连接同侧风池、供血，正极在上，负极在下；选用疏波，电流量以患者耐受为度，1次/d，30min/次，5次后休息2d。

3. 颈性眩晕（属中枢性眩晕）

【治法】近部取穴法。

【处方】风池、供血、颈夹脊穴、百会、四神聪、印堂、颞区。

【方解】风池、供血内有椎–基底动脉，疏波可以使血流加速而改善椎–基底动脉系统的血流量，同时又可以兴奋网状结构上行激活系统而调整大脑的功能；针刺颈夹脊穴可以疏通颈部气血，舒筋骨，通经络，改善椎动脉的供血，从而改善眩晕的症状。

【操作】2组导线连接同侧风池、供血，正极在上，负极在下；另外3组导线左右连接颈夹脊穴，正负极左右连接；以上共用疏波，电流量以患者耐受为度，1次/d，30min/次，5次后休息2d。

第四节　痴呆

痴呆是由脑功能障碍而产生的获得性和持续性智能障碍综合征。智能损害包括不同程度的记忆、语言、视空间功能及认知（概括、计算、判断、综合和解决问题）能力的降低，患者常常伴有行为和情感的异常，这些功能障碍导致患者日常生活、社会交往和工作能力明显减退。可由脑退行性变（如阿尔茨海默病、额颞叶变性等）引起，也可由其他原因（如脑血管病、外伤、中毒等）导致。中医学亦称"痴呆""呆证"或"善忘"。

一、临床表现及分类

（一）临床表现

痴呆是一种综合征，是由各种原因造成脑部器质性病变而引起高级中枢神经系统功能损害的结果。在临床上除由脑器质性病变造成的神经系统的症状和体征外，突出地表现为高级神经功能活动障碍，如记忆、语言、视空间认识功能、运用功能、定向力功能障碍，以及其他精神症状，诸如注意力不集中、情感淡漠、主动性减少、抑郁、不安、欣快、妄想、幻觉、攻击行为等。

（二）分类

1. 阿尔茨海默病（Alzheimer's disease,AD）

阿尔茨海默病是发生于老年和老年前期，以进行性认知功能障碍和行为损害为特征的中枢神经系统退行性病变。临床上表现为记忆障碍、失语、失用、失认、视空间能力损害、抽象思维和计算力损害、人格和行为改变等。AD是老年期最常见的痴呆类型，占老年期痴呆的50%~70%。随着对AD认识的不断深入，目前认为AD在痴呆阶段之前还存在一个极为重要的痴呆前阶段，此阶段可有AD病理生理改变，但没有或仅有轻微临床症状。

2. 额颞叶痴呆（frontotemporal dementia,FTD）

额颞叶痴呆是一组与额颞叶变性有关的非阿尔茨海默病痴呆综合征，其临床表现和病理学特征均具有明显的异质性。通常包括两大类，以人格和行为改变为主要特征的行为异常型 FTD（bvFTD）和以语言功能隐匿性下降为主要特征的原发性进行性失语（PPA），后者又可以分为进行性非流利性失语（PNFA）和语义性痴呆（SD）。FTD 在早发性痴呆中约占第二位，在 45~65 岁人群中患病率为 15/10 万~22/10 万，约为 AD 在这个年龄段患病率的 1/2。

3. 路易体痴呆（dementia with Lewy body,DLB）

路易体痴呆是一种神经系统变性疾病，临床主要表现为波动性认知障碍、帕金森综合征和以视幻觉为突出表现的精神症状。DLB 患者与 AD 患者相比，回忆及再认功能均相对保留，而言语流畅性、视觉感知及操作任务的完成等方面损害更为严重。在认知水平相当的情况下，DLB 患者较 AD 患者功能损害更为严重，运动及神经精神障碍更重。同时，该类痴呆患者的生活自理能力更差。

4. 血管性痴呆（vascular dementia,VaD）

血管性痴呆包括缺血性或出血性脑血管病，或者心脏和循环障碍引起的低血流灌注所致的各种临床痴呆，是痴呆的常见类型之一。VaD 常常突然起病（以天到周计），呈波动性进程，这在反复发生的皮质或皮质下损害的患者（多发梗死性痴呆）中常见。然而，需要注意的是，皮质下小血管性痴呆起病相对隐匿，发展进程较缓慢。

5. 帕金森病痴呆（Parkinson disease dementia，PDD）

帕金森病痴呆指帕金森病患者的认知损害达到痴呆的程度。相对于其他认知领域的损害，PDD 患者的执行功能受损尤其严重。PDD 患者的短时记忆、长时记忆能力均有下降，但严重度比 AD 轻。视空间功能缺陷也是其常见表现，程度较 AD 重。帕金森病患者痴呆表现通常在运动症状出现 10 年甚至更长时间以后才出现。

二、治疗

中医学认为，痴呆的基本病机为髓海不足、痰瘀痹阻、神机失用。

（一）中药治疗

1. 髓海不足

【主症】耳鸣耳聋，记忆模糊，失认失算，精神呆滞。发枯齿脱，腰脊酸痛，骨痿无力，步履艰难，举动不灵，反应迟钝，静默寡言，舌瘦色淡或色红，少苔或无苔，多裂纹，脉沉细弱。

【治法】补肾益髓，填精养神。

【方药】大补元煎。人参、熟地黄、枸杞子、当归、白芍、杜仲、川断、山萸肉、何首乌。

【方解】熟地黄、当归、白芍滋阴补血；人参大补元气；熟地黄和人参相配补精气大亏之证；杜仲、川断补肾精，温肾阳；山萸肉、何首乌、枸杞子益精血，补肝肾。

2. 气血亏虚

【主症】呆滞善忘，倦怠嗜卧，神思恍惚，失认失算。少气懒言，口齿含糊，词不达意，心悸失眠，多梦易惊，神疲乏力，面唇无华，爪甲苍白，纳呆食少，大便溏薄，舌质淡胖有齿痕，脉细弱。

【治法】益气养血，安神宁志。

【方药】归脾汤。人参、黄芪、炒白术、茯神、炙甘草、龙眼肉、酸枣仁、当归、大枣、远志、木香。

【方解】黄芪甘温，补脾益气；龙眼肉甘平，既补脾气，又养心血；人参、白术皆为补脾益气之要药，与黄芪相伍，补脾益气之功益著；当归补血养心，酸枣仁宁心安神，二药与龙眼肉相伍，补心血、安神志之力更强；佐以茯神养心安神，远志宁神益智；更佐理气醒脾之木香，与诸补气养血药相伍，可使其补而不滞；炙甘草、大枣补益心脾之气，调和诸药。

3. 痰浊蒙窍

【主症】终日无语，表情呆钝，智力衰退，口多涎沫。头重如裹，纳呆呕恶，脘腹胀痛，痞满不适，哭笑无常，喃喃自语，呆若木鸡，舌质淡胖有齿痕，苔白腻，脉滑。

【治法】化痰醒神。

【方药】加味温胆汤。半夏、竹茹、陈皮、炙甘草、枳实、茯苓、生姜、大枣。

【方解】半夏燥湿化痰，和胃止呕；竹茹清胆和胃，清热化痰，除烦止呕；两药相配，既化痰和胃，又清胆热，令胆气清肃、胃气顺降，则胆胃得和，烦呕自止；陈皮理气和中，燥湿化痰；枳实破气化痰；茯苓渗湿健脾以消痰；生姜、大枣和中培土，使水湿无以留聚；炙甘草益气和中，调和诸药。

4. 瘀血内阻

【主症】言语不利，善忘，易惊恐，或思维异常，行为古怪，表情迟钝，肌肤甲错，面色黧黑，甚者唇甲紫暗，双目暗晦，口干不欲饮，舌质暗，或有瘀点瘀斑，脉细涩。

【治法】活血化瘀，通窍醒神。

【方药】通窍活血汤加减。桃仁、红花、赤芍、川芎、当归、全蝎、蜈蚣、生姜、大枣。

【方解】桃仁、红花、川芎、赤芍、当归活血化瘀通络；全蝎、蜈蚣以助通络化瘀之力；生姜、大枣调和诸药。

5. 心肝火旺

【主症】急躁易怒，善忘，判断错误，言行颠倒，眩晕头痛，面红目赤，心烦不寐，多疑善虑，心悸不安，咽干口燥，口臭口疮，尿赤便干，舌质红，苔黄，脉弦数。

【治法】清心平肝，安神定志。

【方药】天麻钩藤饮。天麻、钩藤、石决明、栀子、黄芩、杜仲、桑寄生、川牛膝、益母草、茯神、夜交藤。

【方解】天麻、钩藤平肝熄风，为君药；石决明咸寒质重，平肝潜阳，除热明目，助君平肝熄风之力；川牛膝引血下行，兼益肝肾，并能活血利水，共为臣药；杜仲、桑寄生补益肝肾以治本；栀子、黄芩清肝降火，以折其亢阳；益母草合川牛膝活血利水，以利平降肝阳；茯神、夜交藤宁心安神，均为佐药；诸药合用，共奏平肝熄风、清热活血、补益肝肾之功。

（二）针灸治疗

1. 毫针治疗

【治法】醒脑调神，充髓益智。

【处方】百会、四神聪、内关、太溪、悬钟、足三里。肝肾亏虚，配肝俞、肾俞；

心脾两虚，配心俞、脾俞；痰浊蒙窍，配丰隆、中脘；瘀血阻络，配膈俞。

【方解】督脉穴百会、心包经络穴内关，与四神聪相配，能醒脑调神；脑为髓海，悬钟为髓会，太溪为肾经原穴，两穴相配可充养髓海，健脑益智；足三里化生气血以助生髓。

【操作】毫针刺，太溪、悬钟行补法，太冲行泻法，余穴平补平泻。

2. 电针治疗

【治法】近部取穴法。

【处方】风池、供血、百会、四神聪、神庭、情感区。

【方解】脉冲电流可以通过上行网状系统激活脑细胞，风池、供血可以通过改善椎–基底动脉系统而改善脑部血流量，增加神经递质的释放；针刺四神聪、百会、神庭等可以活化大脑皮质细胞，改善脑功能；针刺情感区可以延缓智力下降。

【操作】2 组导线分别连接同侧风池、供血穴；另外 2 组导线连接四神聪与情感区，正极在上，负极在下；出上共用疏波，1 次/d，30min /次，5 次后休息 2d。

第五节　神经源性排尿障碍

神经源性排尿障碍，又称神经源性膀胱，是一类由于神经系统病变导致膀胱和（或）尿道功能障碍，即储尿和（或）排尿功能障碍，进而产生一系列下尿路症状及并发症的疾病总称。中医学中属于"癃闭""小便失禁"范畴。

排尿是一个复杂的反射，通过自主神经与支配躯体随意运动的神经来完成。支配膀胱的神经路径分五级：高级排尿中枢位于大脑皮质的旁中央小叶，其次为丘脑下部排尿中枢、脑干中枢、脊髓中枢与周围神经。

一、病因

所有可能累及储尿和（或）排尿生理调节过程的神经系统病变都有可能影响膀胱和（或）尿道功能。诊断神经源性排尿障碍必须有明确的相关神经系统病史。

（一）外周神经病变

糖尿病神经源性膀胱、盆腔手术、周围神经感染性疾病等损伤了控制排尿的周围神经，使逼尿肌收缩力减弱和（或）尿道内、外括约肌控尿能力减低。

（二）中枢神经病变

神经脱髓鞘病变（多发性硬化）、老年性痴呆、基底节病变、脑血管病变、额叶脑肿瘤、脊髓损伤、椎间盘疾病等均影响到排尿中枢相关部位，使中枢的控制能力减弱或消失，逼尿肌与括约肌过度活跃或两者不协调导致排尿功能异常。

此外，尚有医源性因素，如手术操作损伤了与膀胱尿道功能相关的神经亦会产生相应的排尿异常。

二、诊断

（一）感觉障碍性排尿障碍

病变损害脊髓后索或骶神经后根，导致脊髓排尿反射弧的传入障碍，即感觉障碍性排尿障碍，又称感觉性无张力膀胱（图 1-1A）。早期表现为排尿困难，膀胱不能完全排空，晚期膀胱感觉丧失，毫无尿意，尿潴留或尿液充盈至一定程度不能排出而表现为充盈性尿失禁。尿动力学检查发现膀胱内压力低，为 0.5~1.0kPa，容量显著增大，达 500~600mL，甚至可达 600~1 000mL 以上，残余尿增多，为 400~1 000mL。本症多见于多发性硬化、亚急性联合变性及脊髓痨损害脊髓后索或后根，也可见于昏迷、脊髓休克期。

（二）运动障碍性排尿障碍

病变损害骶髓前角或前根，导致脊髓排尿反射弧的传出障碍，即运动性排尿障碍，又称运动性无张力膀胱（图 1-1B）。早期表现为排尿困难，膀胱不能完全排空，有膀胱冷热感和膨胀感，尿意存在，严重时有疼痛感，晚期表现为尿潴留或充盈性尿失禁。尿动力学检查发现膀胱内压低，为 1~2kPa，容量增大，达 400~500mL，残余尿增多，为 150~600mL。本症多见于急性脊髓灰质炎、吉兰-巴雷综合征等。

（三）自主性神经源性排尿障碍

病变损害脊髓排尿反射中枢（$S_{2\sim4}$）、马尾或盆神经，使膀胱完全脱离感觉、运动神经支配而成为自主器官，即自主性神经源性排尿障碍（图 1-1C）。临床表现为尿不能完全排空，咳嗽和屏气时可出现压力性尿失禁，早期表现为排尿困难、膀胱膨胀，后期为充盈性尿失禁。如不及时处理，膀胱进行性萎缩，一旦合并膀胱感染，萎缩加速发展。患者常诉鞍区麻木，查体发现感觉消失。尿动力学检查发现膀胱冷热感及膨胀感消失，膀胱内压随容量增加直线上升，膀胱容量略增大，300~400mL，残余尿增多，为 100mL 以上。本症多见于腰骶段的损伤、肿瘤或感染导致的 $S_{2\sim4}$（膀胱反射的脊髓中枢）、马尾或盆神经损害而排尿反射弧中断。

（四）反射性神经源性排尿障碍

当骶髓以上的横贯性病变损害两侧锥体束时，完全由骶髓中枢控制排尿，并引起排尿反射亢进，即反射性神经源性排尿障碍，又称自动膀胱（图 1-1D）。由于从排尿高级中枢发出至骶部的传出纤维紧靠锥体束，故不仅控制外括约肌的能力丧失，而且引起排尿动作所需的牵张反射亢进，导致尿频、尿急以及间歇性尿失禁。除急性偏瘫可出现短暂性的排尿障碍外，一侧锥体束损害一般不引起括约肌障碍。尿动力学检查发现膀胱冷热感及膨胀感消失，膀胱内压随容量增加，不断出现无抑制性收缩波，且收缩压力逐渐升高至一定压力时即自行排尿。膀胱容量大小不定，一般小于或接近正常，有残余尿，一般为 100mL 以内。本症由骶段以上脊髓横贯性损害所致，多见于横贯性脊髓炎、脊髓高位完全性损伤或肿瘤。

（五）无抑制性神经源性排尿障碍

无抑制性神经源性排尿障碍由皮层和锥体束病变使其对骶髓排尿中枢的抑制减弱所致（图 1-1E）。临床表现为尿频、尿急、尿失禁，常不能抑制，每次尿量少，排完后膀胱膨胀感存在。尿动力学检查发现膀胱冷热感及膨胀感正常，膀胱内压高于1kPa，膀胱不断出现无抑制性收缩波，膀胱内压随之升高，膀胱容量小于正常，无残余尿。本症病变部位位于旁中央小叶、内囊或为弥漫性病变，多见于脑肿瘤特别是旁中央小叶附近的中线肿瘤、脑血管病、多发性硬化、颅脑手术后及脊髓高位损伤恢复期。

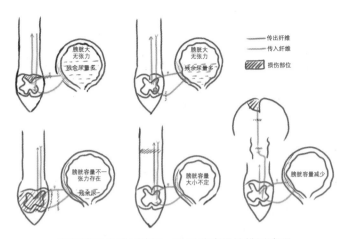

A.感觉障碍性排尿障碍；B.运动障碍性排尿障碍；

C.自主性神经源性排尿障碍；D.反射性神经源性排尿障碍；

E.无抑制性神经源性排尿障碍

图 1-1　排尿障碍的发生机制

表 1-2　几种常见神经源性排尿障碍的临床表现

类型	症状	膀胱容量	膀胱内压	残余尿	感觉		反射性排尿	病变部位	其他
					温度	膨胀感			
感觉障碍性排尿障碍	严重尿潴留，开始排尿与排空均困难，甚至有充盈性尿失禁	极度增大可达600~1 000mL以上	低下	大量，400~1 000mL	无	无	无	骶神经后根或脊髓后索	
运动障碍性排尿障碍	尿潴留，充盈性尿失禁	增大，400~500mL	低下	大量，150~600mL	存在	尿液达300~600mL时有	无	S前角、前根	
自主性神经源性排尿障碍	尿潴留→尿失禁→自主性排尿三步骤，但不能完全排空	一般较大，300~400mL	早期正常或略低，晚期高	多量，100mL 以上	无	无	无	脊髓排尿反射弧上任何部位病变	外力帮助下排尿
反射性神经源性排尿障碍	排尿不受意识控制，排尿困难或不能，或呈反射性急促，尿量少，不能排空	基本正常，有感染时减少	近于正常，晚期增加	少量，不超过 100mL	无	无	膀胱内压>外括约肌时出现	在 S₂₋₄ 以上的病变	刺激下腹下肢内侧或骶部皮肤时出现反射性排尿
无抑制性神经源性排尿障碍	尿频、尿急、尿失禁	轻度减少	正常或稍高	无	正常	于150~250mL时出现或稍强	不常见	大脑、脑干及下行纤维，尤其双侧锥体束病变	

三、治疗

中医学认为本病属癃闭、小便失禁。病位在膀胱，病因乃膀胱和三焦的气化不利。病久，肾气不固，膀胱失约而小便失禁。治疗原发病，可参阅有关章节。

（一）中药治疗

1. 膀胱湿热

【主症】发热，下腹胀满，可导出浑浊尿液，口干，舌红，苔黄腻，脉弦滑。

【治法】清热通淋。

【方药】八正散加减。车前子、金钱草、通草、瞿麦、萹蓄、滑石、白茅根、海金沙、甘草。

【方解】金钱草、滑石清热利湿，利尿通淋；通草下利湿热，使湿热之邪从小便而去；萹蓄、瞿麦、车前子均为清热利水通淋要药，合滑石、通草则利尿通淋之效尤彰；白茅根、海金沙清利湿热、通淋止痛；甘草调和诸药，兼以清热缓急。

2. 气虚血瘀

【主症】神疲乏力，脸色苍白，气短，小便不出，舌淡，苔薄白，脉弦细。

【治法】益气活血。

【方药】补阳还五汤加减。黄芪、当归尾、赤芍、桃仁、红花、地龙、桂枝、白术。

【方解】黄芪，甘温大补元气，使气旺以促血行，瘀祛络通；当归尾活血通络而不伤血；赤芍、桃仁、红花助当归尾活血祛瘀；地龙通经活络，力专善走，并引诸药之力直达络中；桂枝助阳化气；白术健脾益气。

3. 肝肾亏虚

【主症】体倦，乏力，腰膝酸软，小便难解，舌红，苔少，脉细数。

【治法】补益肝肾。

【方药】六味地黄丸加减。熟地黄、山萸肉、山药、茯苓、泽泻、牡丹皮、杜仲、桑寄生、怀牛膝。

【方解】熟地黄，填精益髓，滋补阴精；山萸肉补养肝肾，并能涩精；山药双补脾肾，既补肾固精，又补脾以助后天生化之源；泽泻利湿泄浊，防熟地黄之滋腻；牡丹皮清泻相火，并制山萸肉之温涩；茯苓健脾渗湿，配山药补脾而助健运；杜仲、桑寄生助山萸肉补肝肾；怀牛膝利尿通淋。

（二）电针治疗

1. 尿频、尿失禁

【处方】四神聪、肾俞、会阳。

【方解】四神聪对应的颅内位置为旁中央小叶，是高级排尿中枢，可以调节排尿功能。针刺肾俞穴兴奋交感神经，抑制膀胱逼尿肌收缩，同时使尿道内括约肌收缩。会阳穴有阴部神经，可以使尿道外括约肌收缩而抑制排尿。

【操作】连接导线，正极接肾俞，负极接同侧会阳，选用疏波，1次/d，30min/次，5次后休息2d。

本法适于无抑制性神经源性膀胱、反射性神经源性膀胱、自主性神经源性膀胱、运动障碍性膀胱所致的尿失禁。

2. 尿潴留

【处方1】次髎、中髎。

【方解】次髎、中髎穴发出副交感神经，支配膀胱逼尿肌，使尿排出。

【操作】同一组导线左右连接对侧次髎、中髎，用疏波，电流量由小到大，以针感传至外阴部位为佳。1次/d，30min/次，5次后休息2d。

【处方2】中极、曲骨、归来（双）、气冲（双）。

【方解】此六穴均在膀胱上部，脉冲电流兴奋膀胱逼尿肌，使其收缩排尿。

【操作】向耻骨联合方向平刺，同一组导线上下连接，选用疏波，电流量由小到大，以针感传至外阴部位为佳，1次/d，30min/次，5次后休息2d。

该处方适用于排尿困难、尿潴尤其适合腰部针刺通电不能者。

第六节 呃逆

呃逆（hiccup）在西医中被称为膈肌痉挛，是由于膈肌、膈神经、迷走神经或中枢神经等受到刺激后引起一侧或双侧膈肌的阵发性痉挛，带动声门骤然关闭，发出短促响亮的特别声音。

一、病因

呃逆反射累及解剖结构受刺激或相关神经递质水平的改变，均会引起呃逆。

较常见的原因有快速进食后膨胀的胃刺激膈肌，焦虑紧张时吞咽下空气，以及因吸烟、饮酒和进食辛辣等刺激胃肠道或呼吸道等。顽固性呃逆患者往往存在器质性病变，需进一步仔细评估。肿瘤、畸形血管及妊娠等压迫相应结构，邻近区域的炎症如食管炎、心包炎及脑炎等刺激相应结构，邻近器官的其他病变如心肌梗死、哮喘等，均是顽固性呃逆的可能病因。

中枢神经系统病变，如脑血管病、多发性硬化、帕金森病、创伤以及肿瘤等也可引起顽固性呃逆，但此类患者往往会合并其他神经系统症状体征。

此外，顽固性呃逆也可以是全身系统性疾病（如全身感染、糖尿病或肾功能衰竭等）造成的内环境紊乱的一个表现。

值得注意的是医源性操作也是顽固性呃逆的病因之一，常见的包括颅脑手术、胃镜检查、心脏电极置入以及中心静脉置管等。某些药物也会引起呃逆，如使用兴奋剂、磺胺类药、地塞米松、利眠宁、甲基多巴、巴比妥酸盐、安定等都可能引起呃逆。

二、诊断

现代医学一般将呃逆分为中枢性呃逆和周围性呃逆。

中枢性呃逆多见于神经性脑部病变患者，并发于脑炎、脑肿瘤、脑积水、脑膜炎及脑血管意外等病。脑梗死和脑出血引起的中枢性呃逆较常见，多为原发性或继发性脑干损害，特别是延髓损害引起。

周围性呃逆主要由迷走神经与膈神经受刺激所致，胃肠道、腹膜、胸膜、膈等病变是引起呃逆的主要原因。

三、治疗

中医学认为呃逆是指胃气上逆动膈，以"气逆上冲，喉间呃呃连声，声短而频，令人不能自止"为主要临床表现的病症。

（一）中药治疗

1. 实证

（1）胃中寒冷。

【主症】呃声沉缓有力，胸膈及胃脘不舒，得热则减，遇寒则甚，进食减少，口淡不渴，舌苔白，脉迟缓。

【治法】温中散寒，降逆止呃。

【方药】丁香柿蒂汤。丁香、柿蒂、人参、生姜。

【方解】丁香温胃散寒，降逆止呃，为治胃寒呕吐、呃逆之要药；柿蒂苦平，长于降逆止呃，两药相配，温胃散寒，降逆止呃，共为君药；生姜温胃散寒止呕，与君药相合，增强温胃降逆之功；人参甘温益气以补其虚，与生姜共为臣佐药。

（2）胃火上逆。

【主症】呃声洪亮有力，冲逆而出，口臭烦渴，多喜冷饮，脘腹满闷，大便秘结，小便短赤，苔黄燥，脉滑数。

【治法】清热和胃，降逆止呃。

【方药】竹叶石膏汤。竹叶、石膏、人参、麦冬、半夏、粳米、甘草。

【方解】石膏清热生津，除烦止渴，为君药；人参益气生津，麦冬养阴生津清热，二者气阴双补，共为臣药，君臣相合，清补并行；半夏降逆和胃止呕，其性虽温，但与倍量之麦冬相伍，则温燥之性去而降逆之用存，且亦使人参、麦冬补而不滞；竹叶清热除烦；粳米、甘草养胃和中，与半夏相合可防石膏寒凉伤胃，与人参相伍可益脾养胃，共为佐药；甘草调和诸药，兼为使药。诸药相伍，共奏清热生津、益气和胃之效。

（3）气机郁滞。

【主症】呃逆连声，常因情志不畅而诱发或加重，胸胁满闷，脘腹胀满，纳减嗳气，肠鸣矢气，苔薄白，脉弦。

【治法】顺气解郁，降逆止呃。

【方药】五磨饮子。木香、乌药、枳壳、沉香、槟榔。

【方解】以乌药行气解郁；配以沉香、槟榔下气降逆；配以木香、枳壳增强其行气之功。

2. 虚证

（1）脾胃阳虚。

【主症】呃声低长无力，气不得续，泛吐清水，脘腹不舒，喜温喜按，面色㿠白，手足不温，食少乏力，大便溏薄，舌质淡，苔薄白，脉细弱。

【治法】温补脾胃，和中降逆。

【方药】理中汤。人参、白术、甘草、干姜。

【方解】干姜大辛大热，温脾暖胃，助阳祛寒为君药；阳虚则兼气弱，气旺亦可助阳，故臣以甘温之人参，益气健脾，补虚助阳，君臣相配，温中健脾；脾为中土，喜燥恶湿，虚则湿浊易生，反困脾胃，故佐以甘温苦燥之白术，既健脾补虚以助阳，又燥湿运脾以助生化；甘草与诸药等量，一与人参、白术以助益气健脾，补虚助阳，二可缓急止痛，三为调和诸药，是佐药而兼使药之用。

（2）胃阴不足。

【主症】呃声短促而不得续，口干咽燥，烦躁不安，不思饮食，或食后饱胀，大便干结，舌质红，苔少而干，脉细数。

【治法】益胃养阴，和胃止呃。

【方药】益胃汤。北沙参、麦冬、玉竹、生地黄。

【方解】胃阴不足，阴虚生热，故方中重用生地黄、麦冬，味甘性寒，养阴清热，生津润燥，为甘凉益胃之上品，共为君药；配伍北沙参、玉竹为臣，养阴生津，助生地黄、麦冬益胃养阴之力。

（二）针灸治疗

【治法】夹脊电针疗法。

【处方】双侧颈 3、4、5 夹脊穴，膻中，中脘，内关。

【方解】针刺颈 3、4、5 夹脊穴，通以脉冲电流，可以抑制颈髓 3-5 前角细胞及前根传出的膈神经的异常兴奋而止呃。

【操作】将导线分别连接左、右三对夹脊穴位，选用疏波，电流量以患者耐受为度，1 次/d，30min /次，5 次后休息 2d。

四、病例举隅

◎病案1

患者，男，65岁，因"持续呃逆3个月余"前来门诊就医。患者3个月前出现呃逆，呈持续性，不能自行停止，呃声低长无力，严重影响休息，彻夜难眠，发病期间曾尝试中医（针灸、中药汤剂）、西医治疗，但均收效甚微。

【既往病史】患有抑郁症多年。

【西医诊断】顽固性呃逆。

【中医诊断】呃逆。

【治疗】就诊当天采用夹脊电针疗法为其治疗。

当天针灸完未见明显改善，但第二天患者来门诊时自述：前一晚前半夜未打嗝，能够安稳睡觉，后半夜开始打嗝。之后该患者在门诊连续针灸3~5天后基本不再呃逆，停止治疗。隔段时间后，正值冬天，因患者自食黏豆包，呃逆复发，前来门诊复诊，针灸一周后完全好转，效果明显。

◎病案2

患者，女，18岁，高三学生，因"持续呃逆1个月余"前来门诊就医。患者1个月前出现呃逆，呈持续性，不能自行停止，严重影响休息与学习，高三学业紧张，因此极其焦虑，多地求医但收效甚微，中药汤剂、针灸、西医药物都试过，均无明显改善。

采用夹脊电针疗法治疗后，两次即见明显好转，一周后基本不再呃逆，之后病情再无复发。

五、体会

（1）老年人尽量少吃硬的、冷的食物。

（2）考虑有些顽固性呃逆与紧张或抑郁有关。

第二章　颅神经疾病

第一节　眼外肌麻痹

一、定义及病因

眼外肌麻痹又称非共同性斜视，是指因先天发育不良或后天因素影响，导致眼球运动神经系统病变与眼外肌本身的器质性病变，引起单条或多条眼外肌完全或部分麻痹所致的眼球运动障碍和眼位偏斜，以斜视、复视、头痛，伴或不伴上睑下垂等为主要表现，中医学中属于"视歧"范畴。

眼外肌麻痹的病因包括先天性疾病或变性病、代谢与中毒性疾病、感染性疾病、外伤、脑肿瘤与颅内压增高、血管病变以及反复性眼肌麻痹等。

（一）先天性疾病或变性病

先天性眼肌麻痹由眼外肌先天性发育不全或肌病等引起，分为先天性眼球垂直运动障碍、先天性上斜肌麻痹、下直肌麻痹、下斜肌麻痹等。临床表现可有呈水平性凝视、外展麻痹、眼外展时睑裂开大、眼球后退等。变性性疾病以进行性眼外肌麻痹为代表，表现为全眼肌麻痹，有时可侵害眼内肌。目前认为该病属于进行性肌营养不良，眼肌肌电图可诊断。

（二）代谢与中毒性疾病

凡是原因不明的眼球运动障碍，应注意有无糖尿病的可能，糖尿病可致眼肌麻痹。若及时诊断、治疗，容易恢复，但可反复。外展神经麻痹较多，其次为动眼、滑车神经，全眼外肌麻痹者亦可见，但眼内肌麻痹很少。

中毒性疾病，如酒精中毒性脑病，可有不同程度的眼肌麻痹，首发症状常为外展神经麻痹，罕见全部眼肌麻痹，可以出现眼内肌麻痹，表现为瞳孔障碍。

（三）感染性疾病

病毒性脑炎中流行性嗜睡性脑炎的急性期，约有90%出现眼肌麻痹，其中以动眼神经麻痹者居多，尤其是眼内肌麻痹最为明显，其次是外展神经麻痹。麻痹多为双侧性。少数可在短期内恢复，多数在急性期后眼症状可持续存在一段时间，可有眼球同向运动障碍，尤其是辐辏运动障碍。

急性脊髓前角灰质炎、脑干脑炎，多有面神经麻痹及外展神经麻痹，出现第3、4、6对颅神经麻痹者预后不良，死亡率高。

结核性脑膜炎可出现眼肌麻痹。小儿的结核性脑膜炎动眼神经麻痹多见；成人则以外展神经麻痹多见，其中有三分之一为双侧外展神经麻痹。充分的抗结核治疗预后良好。

神经梅毒多为动眼神经麻痹，往往是一侧性、部分性，有时可有双侧上睑下垂，极少见滑车神经麻痹。脊髓痨患者外展神经麻痹较动眼神经麻痹多见。

（四）外伤

眼窝内损伤可出现眼外肌麻痹，如鼻窦手术时滑车神经损伤常见上斜肌麻痹，筛窦炎或外伤可出现动眼神经麻痹。颅脑外伤多见动眼神经麻痹、外展神经麻痹，极少见眼内肌麻痹。

（五）脑肿瘤与颅内压增高

压迫外展神经，脑肿瘤时可出现眼肌麻痹，尤其是后颅窝肿瘤与颅底肿瘤。脑肿瘤引起眼肌麻痹可由直接压迫、间接压迫或颅内压增高所致。肿瘤直接压迫，延髓与脑桥部肿瘤可直接压迫外展神经。此部位肿瘤以儿童常见，多为胶质瘤、结核瘤。小脑肿瘤及听神经纤维瘤，多有外展神经麻痹，病变在同侧。颅底部肿瘤常伴有外展神经损害，如颅底肉瘤、转移瘤等，可为 Garcin 氏综合征的症状之一。垂体肿瘤如侵犯海绵窦壁时出现外展神经麻痹。颅内压增高，可有颅神经受损，外展神经易受损。常见双侧外展神经麻痹。

压迫滑车神经：见于中线深部肿瘤，如四叠体或松果体肿瘤可有滑车神经麻痹，特别是双侧滑车神经麻痹。常伴有瞳孔改变，如左右不等、瞳孔散大、Argyll-Robertson

氏瞳孔、垂直注视麻痹等症状。滑车神经麻痹也可见于颞叶肿瘤，向下发展波及中脑，颞叶沟回疝时。

压迫动眼神经：可见于大脑脚部肿瘤或中脑内肿瘤及松果体肿瘤，伴有 Parinaud 综合征。

（六）血管病变

由于神经干在行程中与血管走行关系密切，所以血管性病变是引起眼肌麻痹的重要原因。其中动脉瘤常见，尤其是动眼神经麻痹。主要包括海绵窦部动脉瘤、颈内动脉—海绵窦瘘、Willis 氏环动脉瘤、脑底部动脉硬化，均可引起眼外肌麻痹。

（七）反复性眼肌麻痹

1. 眼肌麻痹性偏头痛

反复性眼肌麻痹，呈完全或不完全性，眼内、外肌麻痹均可见到，可有外展神经麻痹，极少见滑车神经麻痹。多在数日至数周恢复，可复发。

2. 脑底动脉瘤

多位于 Willis 氏环处，及后交通动脉等处，动眼神经麻痹也经常反复。

3. 脊髓痨早期

反复性眼肌麻痹。外展神经麻痹较动眼神经麻痹多见。

4. 糖尿病性眼肌麻痹

多为一侧性，可反复，以外展神经麻痹为主，其次为动眼神经，极少见滑车神经麻痹。

5. 动眼神经的周期现象（Axenfeld-Schurenberg 氏症候群）

当动眼神经完全麻痹时，有时出现一种眼的规律性反复性动作，例如下垂的眼睑又上提，外展的眼球又内收，散大的瞳孔又缩小，调节麻痹又恢复。这种现象有人解释是动眼神经麻痹期与刺激期的反复出现，呈无休止的反复，一次循环 10~15s，不定期，无期限性，半数以上为先天性，其病因不明。

二、诊断

眼外肌麻痹多为神经系统疾病，患者常有眼睑下垂、复视、头痛等症状。特点是双眼或单眼出现眼睑下垂和眼球活动逐渐受阻，部分患者甚至眼球固定，双侧瞳孔活动不受影响，多个眼肌出现失神经支配。多以上睑下垂为首发症状，多为两侧对称，少数也可不对称或无上睑下垂或仅单侧上睑下垂。约 1/4 患者出现面肌受累，1/10 可累及四肢肌肉和咽部肌肉。当病变累及面肌及咽肌时可出现吞咽及言语障碍。

眼外肌麻痹分型主要包括：

（1）上直肌麻痹：眼球向上运动受限，尤其是眼外展位时向上受限明显；虚像呈交叉性，位于患眼的上内侧，实像位于下外方。

（2）下直肌麻痹：麻痹侧眼处于外展位时眼球向下运动受限；虚像在实像的内侧，略靠下稍外斜；当眼球内收时影像向外距离增宽。

（3）内直肌麻痹：眼球内收时出现复视；虚像位于实像的内侧，呈平行状，转向麻痹肌作用侧。

（4）外直肌麻痹：眼球外展受限；虚像位于实像的外侧，呈平行性复像，眼球向麻痹侧极力外展时，复像距离增大；头面经常转向麻痹肌作用侧。

（5）上斜肌麻痹：眼球向内下运动受限，眼球处于高位并略向内，眼球向麻痹肌作用方向注视时，如检查右上斜肌功能，则左眼可充分向外转动，右眼运动受限落后，双眼不能平行运动；虚像位于实像下外侧，向麻痹肌作用方向运动时，虚像与实像上下分离增大，因向麻痹肌作用方向运动时，上斜肌的主要功能是上转眼球，出现外展和内旋不能；头前屈。

（6）下斜肌麻痹：麻痹眼处于内收位向上运动受限；虚像位于实像的上外侧，且呈斜位，眼球向内上注视时虚像与实像距离增宽。

（7）受动眼神经支配的眼肌全部麻痹：当动眼神经完全麻痹时，表现为上睑完全下垂，瞳孔高度散大与对光反应消失，眼球处于外下斜位。

三、治疗

中医学认为，该病属"风牵偏视"范畴，属于"痿证"，主要病机为脾气亏虚、湿热内盛。该病多由脉络空虚、外邪入中、阻滞经脉、气血运行不畅、眼部经脉失养导致眼肌运动障碍。

（一）中药治疗

1. 脾气亏虚、湿热内盛型

【主症】眼珠偏斜，转动受限，视一为二，伴眩晕、头痛、食欲不振、舌质红、苔黄腻、脉数。

【治法】健脾益气，清热祛湿。

【方药】补中益气汤合四妙散加减。黄芪、太子参、炒白术、当归、升麻、柴胡、炒苍术、黄柏、薏苡仁、川牛膝、炮附子、白芍、炙甘草、生姜、大枣。

【方解】黄芪性味甘温，入脾肺经，有补益中气、升阳固表之效，可扶助正气；太子参性味甘平，有健脾、补气、生津之效，健脾而不助热，合麸炒白术共奏健脾益气、滋阴祛湿之功；当归、白芍养血和血；川牛膝味甘微苦，取其逐瘀通经之效，治疗痿痹之证；附子大辛大热，温暖脾胃，佐助黄芪益气温阳；黄柏苦寒，清下焦湿热，麸炒苍术、薏苡仁健脾燥湿，三药配伍，共奏清热利湿之功；升麻、柴胡升举阳气；生姜、大枣调和营卫；炙甘草调和诸药。诸药合用，使气虚得补，气陷得升，湿热得除。

2. 风痰阻络型

【主症】上睑下垂，视物不清，视一为二，伴有头晕、舌淡、苔薄、脉弦滑。

【治法】祛风化痰，通络止痉。

【方药】牵正散加减。僵蚕、地龙、全蝎、白附子、川芎、白芍、鸡血藤、葛根、防风、黄芩、桑白皮、炒稻芽、甘草。

【方解】白附子辛温燥烈，入阳明走头面，祛风化痰，尤善治头面之风；僵蚕、全蝎均能祛风止痉，其中全蝎长于通络，僵蚕并能化痰；诸药合用，使风散痰消，经络通畅。

（二）针灸治疗

1. 毫针治疗

【治法】局部取穴法、辨证取穴法。

【处方】以眼肌穴为主穴，配穴选取攒竹、上明、承泣、太阳、鱼腰、合谷、百会、曲池、风池，动眼神经麻痹取睛明、提睑，展神经麻痹取外明、瞳子髎。

【方解】眼周取穴使针刺效应通过神经到体液系统的传导刺激神经末梢，使毛细血管通透性增强，血流量增加，紧张度降低，改善眼局部的微循环，为麻痹肌肉提供良好的营养环境，调节系统免疫功能。

【操作】用补法，捻转进针，不提插，留针 20min，5min 行针一次，拔针时需按压 3~5min，10 次为一疗程，5 次后休息 2d。

2. 电针治疗

【治法】局部取穴法。

【处方】眶上、眶下取穴，加双侧太阳穴四针。

【操作】眶上、眶下穴位针刺不宜过深，以皮下 0.2 寸为佳，双侧太阳穴采用平刺手法，选用密波，电流量以患者耐受为度，拔针时需按压 3~5min，1 次/d，30min /次，5 次后休息 2d。

第二节　三叉神经痛

一、定义及病因

三叉神经痛指面部三叉神经分布区内出现阵发性剧烈疼痛，而不伴三叉神经功能破坏的症状。中医认为是由外邪内侵而致经脉受阻或脏腑亏虚，脉络失荣而致疼痛，"眉棱骨痛""面风痛""齿槽风""偏头风"等均属此范畴。按病因可分为原发性和继发性。原发性三叉神经痛病因不明，可能与受寒、缺血等有关，继发性三叉神经痛多因三叉神经及其通路附近的炎症、血管病、骨质压迫、外伤瘢痕、多发性硬化、肿瘤等刺激或压迫三叉神经而引起，如牙髓炎、鼻旁窦炎、颅底或脑桥小脑角的肿瘤、骨质增生等。

二、诊断

本病多发于中年以后，女性多于男性，疼痛常发生在一侧，少数可有两侧俱痛。三叉神经疼痛常突然发作，疼痛位于三叉神经分布区内，临床上多见第二支、第三支发病，常见于面颊、上颌部、下颌部，疼痛发作短暂，可持续数秒钟或数分钟，连续数小时或在数天内反复发作。常因触及面部某一点而诱发，称为扳机点，以致患者不敢洗脸、漱口、进食。疼痛呈阵发性闪电样剧痛，痛如刀割、火灼、锥刺样，可伴有痛侧面部肌肉抽动、皮肤潮红、眼结膜充血、流泪、流涕、流涎等，所以又称为痛性抽搐。

体检时，在神经的皮下分支穿出骨孔处，如上颌支的眶下孔、下颌支的颏孔和眼支的眶上切迹常有压痛。原发性三叉神经痛一般无神经系统病理性体征，发作多呈间歇性。继发性三叉神经痛常伴有痛觉减退，角膜反射减弱或消失等。

三、治疗

中医学认为，风寒外袭或风热火盛均可使经气不畅，而致瘀血阻络，不通则痛是造成本病的原因。

（一）中药治疗

1. 风热火盛

【主症】头面疼痛，痛如烧灼，遇热、生气后加重，口苦便干，舌质红，脉弦数。

【治法】清热降火。

【方药】芎芷石膏汤加味。川芎、白芷、生石膏、知母、羌活、蔓荆子、全蝎、延胡索、石菖蒲。

【方解】川芎祛风活血而止头痛；羌活、白芷疏风止痛；配伍生石膏、知母、蔓荆子清热；全蝎、延胡索通络止痛；石菖蒲化湿开胃。诸药合用，可清热降火、祛风止痛。

2. 风寒外袭

【主症】头面疼痛，遇寒则剧，得温则减，舌质淡，苔薄白，脉弦紧。

【治法】祛风通络。

【方药】川芎茶调散加减。川芎、荆芥、白芷、羌活、细辛、防风、延胡索、石菖蒲、防己。

【方解】川芎疏风行血，为"诸经头痛之要药"；羌活疏风散寒；白芷辛散风邪；细辛散寒止痛；荆芥、防风疏上部风邪，有解表之功，防己祛风止痛，合而用之以增强疏风止痛之效；延胡索通络止痛，石菖蒲化湿开胃。诸药合用，有良好的祛风通络之功效。

3. 瘀血阻络

【主症】面痛反复发作，多年不愈，发作时疼痛如锥刺难忍，面色晦滞，舌质紫暗，苔薄，脉细涩。

【治法】活血止痛。

【方药】补阳还五汤。赤芍、川芎、当归、地龙、黄芪、桃仁、红花、全蝎、钩藤。

【方解】重用生黄芪，甘温大补元气，使气旺以促血行，瘀祛络通；当归活血通络；赤芍、川芎、桃仁、红花助当归活血祛瘀；地龙通经活络，力专善走，并引诸药之力直达络中；全蝎、钩藤通络止痉。合而用之，则气旺、瘀消、络通，诸症可愈。

（二）针灸治疗

1. 毫针治疗

【治法】远近配穴法。

【处方】第1支取鱼腰、下关、合谷、内庭。第2支取四白、下关、合谷、内庭。第3支取夹承浆、下关、合谷、内庭。

【方解】下关穴内有三叉神经节。三叉神经分三支，第1支为眼神经，由眶上孔出颅，该处为鱼腰穴；第2支称上颌神经，由眶下孔出颅，该处为四白穴；第3支称下颌神经，由颏孔出颅，该处为夹承浆。针刺上述腧穴均可止痛，合谷、内庭均为上下配穴法，针刺后可协同止痛。

【操作】进针后持续捻转使病部有酸胀感。留针30min，其间行针2次，1次/d，或发作时针刺，10次为1个疗程，5次后休息2d。

2. 电针治疗

【处方】主穴取下关，配穴取鱼腰、四白、夹承浆。

【操作】连接导线，正极置主穴，负极置配穴。选用密波，电流量由小至大，以患者耐受为度，30min/次，1次/d。

四、体会

三叉神经疼痛区采用围刺手法，以密波连接，对轻、中度三叉神经痛效果均佳。

第三节　面神经麻痹

一、定义及病因

面神经麻痹是指面神经核以下病变所致的周围性面瘫。此病可发生于任何年龄，多见 20~40 岁，男性多于女性，常单侧发病。任何季节均可发病，春秋两季多见，大多数人因局部受风吹、着凉而起病，可能是由于局部营养神经的血管痉挛使神经组织缺血、水肿，受压迫而致病，多数学者认为本病亦属一种自身免疫反应。一部分患者因病毒、细菌感染，而轴突的髓鞘变性、肿胀、脱失，晚期有不同程度的轴突变性。少数患者因带状疱疹病毒引起膝状神经节炎而致病。亦有因骨质增生、肿物压迫等致面神经肿胀、受压、血液循环障碍而导致面神经麻痹。

二、诊断

本病通常呈急性起病，晨起或在受冷风吹面后，发现一侧面部表情肌突然瘫痪。部分病人起病前几天有同侧耳后、乳突区轻度疼痛，检查时可见病人前额纹消失，眼裂扩大，不能皱眉、蹙额、露齿、鼓颊，口角歪向健侧，病侧鼻唇沟变浅，闭目时眼睑不能闭合，眼球向外上方转动显露白色巩膜，称贝尔麻痹。进食时食物残渣常滞留于病侧的齿颊间隙内，常有唾液自口角淌下。角膜反射、眼轮匝肌反射、口轮匝肌反射、瞬目反射均减弱或消失。肌电图的面神经传导速度测定，对诊断有帮助。

周围性面瘫根据病变部位及临床特点可分 4 型。

（1）单纯性面神经炎，此型占多数，病变在茎乳孔以下。临床表现为前额纹消失，眼裂扩大，鼻唇沟平坦，口角下垂，露齿时口角歪向健侧。

（2）膝状神经节病变，损及岩浅大神经。临床表现为泪腺分泌减少，耳甲与乳突区痛，也可出现耳郭、外耳道疱疹。少数有亨特综合征，病情重。

（3）茎乳孔内病变，损及鼓索神经及镫骨肌支，临床表现为面肌麻痹，舌前 2/3

味觉丧失，涎腺分泌功能障碍，听觉过敏。病情较重。

（4）面神经核病变，呈周围性面瘫，脑干 CT 有病灶，病情重。通常 2~3 周后开始好转，轻者 1~2 个月可恢复，3~6 个月大部分可恢复。部分患者不能完全恢复时，可见瘫痪肌的挛缩、面肌痉挛或联带运动，如"鳄鱼泪"现象（咀嚼食物伴有患侧流泪）。

三、治疗

中医学认为，脉络空虚，风寒、风热侵袭致瘀血阻络、筋肌纵缓不收，而发生本病。

（一）中药治疗

1. 风寒闭阻

【主症】感受风寒，口眼歪斜，口角流涎，额纹消失，舌淡苔白，脉弦滑或浮紧。

【治法】温经散寒。

【方药】牵正散加味。葛根、姜黄、全蝎、虎杖、当归、白僵蚕、柴胡、茯苓、淫羊藿、桂枝、钩藤。

【方解】白僵蚕、全蝎均能祛风止痉；柴胡升举阳气；当归调经止痛。诸药合用，可使经络通畅，有温经散寒之效。

2. 风热侵袭

【主症】感受风热，口眼歪斜，乳突压痛，口角流涎，耳肿耳鸣，口苦便干，发热头痛，舌质红，苔黄，脉滑数。

【治法】疏风活血。

【方药】双黄连汤加减。金银花、连翘、黄芩、全蝎、当归、葛根、白僵蚕、何首乌、钩藤、桂枝、柴胡、茯苓。

【方解】金银花、连翘疏散风热，黄芩清热泻火，三药合用，清热力强；桂枝辛温，通行上下；白僵蚕、全蝎均能祛风止痉；当归补血活血；何首乌补肝肾，益精血。诸药合用，有疏风活血之功效。

3. 瘀血阻络

【主症】病变日久，口眼歪斜，或有面肌萎缩，病侧耳鸣，无泪或多泪，舌麻流涎，舌质紫。

【治法】补肾活血通络。

【方药】黄芪桂枝五物汤加味。桂枝、葛根、全蝎、莪术、姜黄、当归、钩藤、女贞子、白僵蚕、淫羊藿、何首乌。

【方解】桂枝辛温，通行上下；僵蚕、全蝎、钩藤祛风止痉；莪术破血行气；当归补血活血，调经止痛；何首乌、女贞子、淫羊藿滋补肝肾；诸药合用，有补肾、活血、通络之功效。

（二）针灸治疗

1. 毫针治疗

【治法】远近配穴法。

【处方】翳风、牵正、地仓、颊车、丝竹空、颧髎、合谷。鼻唇沟平坦加迎香；颏唇沟歪加夹承浆；舌麻、味觉消失加廉泉。

【操作】进针时宜浅刺或透刺，1次/d，10次为1个疗程，5次后休息2d。

2. 电针治疗

【治法】神经干取穴法。

【处方】翳风、上关-丝竹空（颞支）、下关-四白（颧支）、牵正-颧髎（颧支）、颊车-夹承浆（颊支）、合谷。鼻唇沟平坦加迎香。

【方解】翳风穴处有茎乳孔，面神经由此处出颅，为治疗面瘫主穴。上关-丝竹空支配额肌及眼轮匝肌，下关-四白支配颧肌及眼轮匝肌，牵正-颧髎支配颧肌及口轮匝肌，颊车-夹承浆支配颊肌及口轮匝肌。解剖学研究认为合谷穴的桡神经在脑干处与面神经有联系，针用合谷穴可以使面神经受到刺激，有利于面神经功能恢复。电流沿面神经走行传导，可以产生电场，电场可以使面神经再生，可以使面神经髓鞘变性得到恢复。

【操作】进针时按神经分支走行浅刺或透刺，进针后，分别连接3~4对穴位，正极连近耳处穴，负极连远耳处穴。早期选用疏波，一周后选用疏密波，以面部肌肉出现节律性轻度收缩为宜。适于面瘫早期、中期。1 次/d，30min/次，5 次后休息 2d。

四、体会

用电针治疗时，第一周，浅刺，电流小，选用疏波；第二周，选用疏密波，根据病人的病情和轻重选穴及连电。如上唇轻瘫较重，针上唇并用头部腧穴当正极，上唇局部腧穴当负极。一旦发现有面部痉挛的兆头，立即停止针刺或改为密波。难治的特殊病例，患侧健侧间隔针刺。

第四节　神经性耳聋

一、定义及病因

神经性耳聋是指内耳听觉神经、大脑的听觉中枢发生病变，导致听力减退，甚至听力消失的一种病证，常常伴有耳鸣。神经性耳聋实际上是指"感音神经性聋"，包括耳蜗的病变，也包括听神经的病变，甚至还包括听中枢的某些病变，并不单纯指听神经的问题。不同类型的神经性耳聋表现略有差别，主要表现为单侧或双侧耳部不同程度的渐进性听力减退直至耳聋，伴有耳鸣、耳内闷塞感，约半数病人伴有眩晕、恶心及呕吐症状。

神经性耳聋的病因包括外伤、感染、中毒、循环障碍、肿瘤或其他占位性病变等。

（一）外伤

头颅外伤可造成听神经系统充血、出血、牵扯受压甚至断裂，因而发生各种耳聋。脑震荡，可引起血管运动障碍，使脑干中的耳蜗核受损、脑组织变性，出现各种频率的听阈普遍下降。颅底骨折，其耳聋的程度与性质取决于骨折的部位。如颞骨岩部的纵行骨折易损及中耳，首先出现传导性耳聋，此后波及听神经系统，成为混合聋。如横行骨折则易损及内耳引起神经性耳聋。

（二）感染

急性传染病可引起听神经炎，发生神经性耳聋。脑膜炎为常见病因，常引起单侧或双侧的不完全性或完全性耳聋。流行性腮腺炎，可于发病后 4~5 天开始发生耳聋，多为单侧永久性不完全耳聋。孕妇患风疹，尤其前三个月以内可致胎儿耳聋。其他如脑炎、伤寒、斑疹伤寒、猩红热、流行性感冒等均可引起神经性耳聋，多见于儿童，三岁以内儿童由于正在学习语言的时期，可因耳聋而丧失学习语言的能力，导致"聋哑症"。

（三）中毒

中毒来源可为外中毒与内中毒，外中毒最常见。外中毒常由某些药物或其他有害物质引起。新霉素对耳蜗的毒性最大，各种给药途径都可引起神经性耳聋，病变先侵犯耳蜗底部，逐渐向顶端扩展。链霉素对听力及前庭均可损害。双氢链霉素对听力的损害作用大而对前庭功能的影响小，耳聋为双侧性，早期可一侧较重，多丧失部分听力。此种耳聋可发生于治疗中、治疗末或治疗后 1~5 个月，呈进行性耳聋，因此临床上常见链霉素停药之后耳聋仍加重的情况。硫酸链霉素对前庭的毒性作用大，产生听力障碍则较少。卡那霉素、紫霉素等引起耳蜗病变的性质与链霉素引起者相似。奎宁对听神经的毒性作用表现为血管收缩引起内耳缺血，影响细胞的代谢，使螺旋器和螺旋神经节的细胞发生水肿，造成耳聋。及时停药后，听力可完全恢复。有的人服用极少量的奎宁即可发生听力障碍，此种情况多属特异性反应。孕妇服用奎宁不但本人听力受累，而且药物可经胎盘进入胎儿血内，造成先天性耳聋。水杨酸盐、酒精、烟草、磷制剂等均可造成螺旋神经节或螺旋器变性而发生神经性耳聋。

内中毒是人体在新陈代谢过程中产生的有毒物质，可损害听神经造成耳聋，以尿毒症最为严重与常见。其他如血氨、血糖、血草酸盐增高等均可影响听力。

（四）循环障碍

血压的变化，过高或过低，均可影响内耳功能，导致耳聋。

（五）肿瘤或其他占位性病变

主要见于小脑脑桥角病变、颅底肿瘤或鼻咽癌。小脑脑桥角的占位性病变可压迫听神经而引起耳聋，常伴有同侧第Ⅴ、Ⅶ颅神经的损害。此处最常见听神经瘤，临床上以进行性单侧性神经性耳聋为主要症候。前庭功能常同时受累，可侵犯相邻的颅神经，甚至发展至损害后组颅神经而出现球麻痹症候。大部分患者颅内压增高，头颅X线片可见内听道扩大，岩骨尖有骨质破坏与吸收。小脑脑桥角处呈占位性病变，听神经瘤多见，少见脑膜瘤、胆脂瘤，前者不易与听神经瘤鉴别，而胆脂瘤的患者常有迁延性耳溢、流脓史。小脑脑桥角的蛛网膜囊肿罕见，早期可有中耳反复感染史，症状有缓解和反复。

四叠体附近肿瘤常因损害了内侧膝状体，出现进行性神经性耳聋，但较少见。此外，颅内任何病变造成的颅内压增高都可致内耳淋巴平衡失调而发生听力减退。

二、诊断

神经性耳聋是指病变位于螺旋器的毛细胞听神经或各级听中枢对声音的感受与神经冲动的传导发生障碍所引起的听力下降甚至听力消失的一种病症。各种因素造成听觉神经损害而出现听力下降或者全聋的都属于神经性耳聋。

神经性耳聋主要包括感音神经性耳聋、传导神经性耳聋和混合神经性耳聋。感音神经性耳聋指病变位于螺旋器的毛细胞、听神经或各级听中枢，对声音的感受与神经冲动的传导发生障碍所引起的听力下降。其中毛细胞病变引起者称感音性聋（耳蜗性聋或终器性聋），常有重振现象。病变位于听神经及其传导径路者称神经性聋或蜗后性聋，其特点为语言辨别率明显下降。病变发生于大脑皮层听中枢者称中枢性聋，常伴有其他经神经系统症状。传导神经性耳聋指传音系统受累导致的耳聋。混合神经性耳聋指耳传音与感音系统同时受累所致的耳聋，也称混合性聋，患者在同一耳既有传导性耳聋又有感觉神经性耳聋。

神经性耳聋的临床表现为听力减退甚至消失，患者常自觉耳中有蝉鸣或其他各种声响。在安静环境中，患者感觉更强烈、明显，可伴有发热、头痛、烦躁不安、腹胀、腰酸乏力等多种全身症状。诊断神经性耳聋前要排除其他原因包括外耳、中耳疾病等导致的耳聋，听力检测有听力损害。

三、治疗

中医学认为耳部经络空虚，邪风趁虚而入，阻滞经脉气血，气血运行不畅，经脉失于濡养而致本病。

（一）中药治疗

1. 瘀阻脉络型

【主症】持续性、高音调耳鸣、耳聋，多因外伤所致，耳聋日久，耳内或有堵塞感，舌暗红或淡红，边有瘀斑或瘀点，苔薄白，脉弦。

【治法】活血通窍。

【方药】桃红四物汤加减。赤芍、石菖蒲、桃仁、当归、红花、川芎、柴胡、蔓荆子、甘草。

【方解】以强劲的破血之品桃仁、红花为主，力主活血化瘀；当归滋阴补肝、养血调经；川芎活血行气、调畅气血，以助活血之功；柴胡升举阳气；蔓荆子清利头目；石菖蒲开窍醒神，甘草调和诸药。全方配伍得当，使瘀血祛、新血生、气机畅，活血通窍。

2. 肝胆湿热型

【主症】卒然耳鸣、耳聋，或郁怒之后突然加重，头痛头晕，口苦咽干，心烦易怒，或夜寐不安，或有胁痛、大便秘结，小便短赤，舌红，苔黄或黄腻，脉弦数。

【治法】清泄肝胆湿热。

【方药】龙胆泻肝汤。龙胆草、栀子、木通、泽泻、当归、生地黄、炙甘草、柴胡、车前子。

【方解】龙胆草大苦大寒，既能泻肝胆实火，又能利肝胆湿热，泻火除湿；栀子苦寒泻火，燥湿清热；泽泻、木通、车前子渗湿泄热，导肝经湿热从水道而去；且方中诸药以苦燥渗利伤阴之品居多，故用当归、生地黄养血滋阴，使邪去而阴血不伤。肝性喜疏泄条达而恶抑郁，火邪内郁，肝胆之气不疏，且骤用大剂苦寒降泄之品，既恐肝胆之气被抑，又虑折伤肝胆升发之机，遂用柴胡疏畅肝胆之气，与生地黄、当归相伍以适肝体阴用阳之性，并能引药归于肝胆之经，以上皆为佐药。甘草调和诸药，护胃安中。诸药合用，火降热清，湿浊得利，循经所发诸症皆可愈。

3. 痰火上扰型

【主症】耳鸣如蝉噪，时有耳内闭塞感，耳聋多突发，头晕头重，胸闷，口苦，大便秘结，小便黄，舌红，苔薄黄腻，脉弦或滑。

【治法】化痰清热。

【方药】清气化痰汤加减。竹茹、黄芩、半夏、云茯苓、瓜蒌、石菖蒲、枳实、磁石、陈皮、甘草。

【方解】竹茹、瓜蒌甘寒，长于清热化痰，能导痰热从大便而下；半夏属辛温之品，与苦寒之黄芩相配，一化痰散结，一清热降火，相辅相制；陈皮理气化痰以畅中，枳实破气化痰以宽胸，并佐茯苓健脾渗湿以杜生痰之源；石菖蒲开窍豁痰，磁石明目聪耳，甘草调和诸药。

4. 肝肾阴虚型

【主症】耳鸣耳聋由微渐重，头晕，虚烦失眠，腰酸，颧红，舌边红而干，苔少或薄白，脉弦细。

【治法】补益肝肾。

【方药】养阴滋肾方加减。丹皮、熟地黄、山萸肉、云茯苓、泽泻、女贞子、旱莲草、磁石、珍珠母、五味子。

【方解】山萸肉、熟地黄补益脾肾；茯苓健脾泄浊；泽泻利水渗湿，有泄热之功；女贞子、旱莲草补益肝肾；五味子补肾益气；磁石明目聪耳；珍珠母平肝潜阳。诸药共奏补益肝肾之功效。

5. 肾阳亏虚型

【主症】耳鸣耳聋渐进加重，腰酸肢软，手足欠温，小便清长或夜尿频，面色苍白，舌淡胖，边有齿印，苔薄白，脉沉细。

【治法】温肾壮阳。

【方药】六味地黄汤加减。熟附片、五味子、补骨脂、泽泻、丹皮、熟地黄、山萸肉、杜仲、珍珠母。

【方解】重用熟地黄，填精益髓，滋补阴精；山萸肉补养肝肾，并能涩精；佐以泽泻利湿泄浊，防熟地黄之滋腻；丹皮清泄相火，并制山萸肉之温涩；熟附片、五味子、补骨脂、杜仲有补肾助阳之功。诸药合用，有良好的温肾壮阳之效。

6. 脾胃虚弱型

【主症】耳鸣如蝉噪，或如钟鼓，或如水激，耳聋日久，面色不华，倦怠乏力，大便易溏，唇舌色淡，舌有齿印，苔薄白，脉细弱。

【治法】益气健脾。

【方药】益气聪明汤加减。黄芪、党参、云茯苓、山药、白术、蔓荆子、升麻、葛根、甘草。

【方解】黄芪、党参、甘草益气补中；升麻、葛根、蔓荆子用量递减以升清举陷；茯苓健脾泄浊；山药、白术补脾益气。诸药合用，使中气得升，耳目聪明。

（二）针灸治疗

1. 毫针治疗

【治法】辨证取穴法。

【处方】针刺主穴取百会、神庭、印堂、风池、完骨、天柱、内关，配穴取耳门、听宫、听会；肝胆风火型加翳风、听会、侠溪、中渚；外感风热型加听宫、合谷、外关、足临泣；久病肾虚型加翳风、耳门、肾俞、关元；胃火内盛型加内庭。

【方解】取穴风池可疏风通络，宣通耳窍；翳风、听宫局部取穴有聪耳通窍的疗效。

【操作】风池向外耳道方向斜刺，翳风向耳前方向斜刺，听宫张口取穴，令耳内重胀感。留针30min，1次/d。

2. 电针治疗

【处方】主穴取风池、供血，配穴取完骨、听会、听宫。

【操作】连接导线，1次/d，30min/次，5次后休息2d。

四、体会

瘀血型或因缺血造成的耳聋，针刺治疗效果好。

第五节 舌咽神经痛

一、定义及病因

舌咽神经痛是一种局限于舌咽神经分布区的发作性疼痛。男性多于女性，多在35岁以后发病。本病病因不明，可能是舌咽及迷走神经的脱髓鞘性变化引起舌咽神经的传入冲动与迷走神经之间发生"短路"的结果。由于近年来显微外科的发展，发现部分患者椎动脉或小脑后下动脉压迫舌咽、迷走神经，解除压迫后症状可以缓解。

二、诊断

疼痛呈刺戳性间歇发作，每次发作持续数秒，疼痛位于扁桃体、舌根、咽、耳道深部，可因咳嗽、谈话、吞咽、呵欠或吃刺激性食物而发作，伴有喉部痉挛感，心律紊乱如心动过缓，甚或短暂停搏等症状。神经系统检查，舌咽神经的运动、感觉功能均正常，在舌根、咽喉、扁桃体窝等可触发疼痛。若疼痛持续，应与颅底及耳咽管肿瘤、扁桃体肿瘤相鉴别。

三、治疗

（一）中药治疗

1. 寒凝脉络

【主症】咽部疼痛，呈刀割样，怕冷，遇寒咳嗽，喜热食，口干不欲饮，有痰，舌质淡白，偏水滑，脉沉细。

【治法】祛寒化湿，温阳通络。

【方药】合麻黄附子细辛汤、理中汤治疗。附子（先煎）、麻黄、细辛、茯苓、党参片、白术、炙甘草、干姜。

【方解】麻黄发汗解表；附子温肾阳；细辛辛温，通于少阴；茯苓淡渗利湿；党参、白术健脾补气；干姜温补脾阳，与细辛配伍，散寒温肺，化痰涤饮；炙甘草调和诸药。诸药合用，共奏温补阳气、疏通经络之功。

2. 胃热上攻

【主症】咽部疼痛，呈刀割样，咽部色红，发作间歇时间不定，舌质红，苔薄黄，脉细数。

【治法】清热缓急。

【方药】芍药甘草汤加减。地龙、全蝎、甘草、白芍、黄芩、白术、川牛膝、茯苓、生地黄、连翘、姜半夏、砂仁、牡丹皮、蒲公英等。

【方解】芍药除血痹而治挛痛；甘草益精气以缓急迫；地龙通经活络，力专善走；连翘疏散风热；黄芩清热泻火；牡丹皮清泄相火；黄芪甘温补气，使气旺以促血行，瘀祛络通；砂仁和胃行气止痛；诸药合用，有良好的清热缓急作用。

（二）针灸治疗

1. 毫针治疗

【治法】远近配穴法、泻法。

【处方】风池、供血、翳明、翳风、提咽、耳门、听宫、听会、外金津玉液、天容、合谷、阿是穴。

【操作】进针后持续捻转使病部有酸麻感，留针 30min，其间行针 2 次，或发作时针刺，外金津玉液、阿是穴捻转后不留针，1 次/d，5 次后休息 2d。

2. 电针治疗

【治法】辨证取穴法。

【处方】下关、翳风、颊车、人迎、哑门、廉泉、天突、列缺、照海、三阴交、太冲等穴位。

【操作】连接导线，选用疏密波，电流量以患者耐受为度，1 次/d，5 次后休息 2d。

第三章 脊神经疾病

第一节 枕神经痛

一、定义及病因

枕神经痛是枕大、枕小、耳大神经分布区出现疼痛的总称。这三对神经分别来自颈 2、颈 3，支配枕部皮肤。

枕神经痛常由风寒、感冒、颈椎病、颈椎结核、外伤、骨关节炎、颈枕部肌炎、硬脊膜炎、脊髓肿瘤及转移等引起，多为继发性神经损害。

二、诊断

（一）临床表现

临床表现为一侧后枕部甚至项部的持续性钝痛，同时向头顶（枕大神经）、乳突部（枕小神经）或外耳（耳大神经）放散，呈针刺样、刀割样或烧灼样疼痛，患者痛时不敢转头，头颈部有时处于僵直状态。

（二）辅助检查

查体时枕大神经出口处有压痛、枕大神经分布区痛觉过敏或减退。根据病症及病史不难诊断，但查找原发病灶至关重要。

三、治疗

（一）病因治疗

可选用止痛、镇静类药物治疗或神经营养剂、局部封闭、理疗等疗法，也可选用局部神经阻滞术。

（二）中药治疗

中医学认为风寒侵袭、风热侵袭、瘀血阻络而致疼痛，病变日久，瘀血内阻，疼痛加重。故治疗应以祛风、通络、活血为主。

1. 风寒侵袭

【主症】枕项疼痛，活动受限，恶寒发热，目眩鼻塞，舌苔薄白，脉浮。

【治法】祛风散寒，通络止痛。

【方药】川芎茶调散加减。薄荷、川芎、荆芥、细辛、防风、白芷、羌活、炙甘草等。

【方解】川芎性味辛温，为"诸经头痛之要药"，善于祛风活血而止头痛；薄荷、荆芥轻而上行，善能疏风止痛，并能清利头目；羌活、白芷均能疏风止痛；细辛散寒止痛，炙甘草益气和中。调和诸药，共奏疏风止痛之效。

2. 风热侵袭

【主症】枕项疼痛，活动受限，舌红苔黄，脉数。

【治法】祛风清热，通络止痛。

【方药】芎芷石膏汤加减。川芎、白芷、细辛、羌活、防风、延胡索、生石膏、知母、全蝎等。

【方解】石膏生用解肌清热，除烦止渴；川芎祛风活血而止头痛；羌活、白芷均能疏风止痛；细辛散寒止痛；延胡索理气止痛；知母清热泻火；全蝎通络止痛。诸药合用，可祛风通络、清热止痛。

3. 瘀血阻络

【主症】枕项疼痛，活动受限，刺痛频发，舌质紫，苔薄白，脉紧涩。

【治法】祛瘀通络，活血止痛。

【方药】身痛逐瘀汤加减。秦艽、川芎、桃仁、红花、羌活、当归、没药、延胡索等。

【方解】秦艽、羌活，长于活血通络，宣痹止痛，用于瘀阻脉络之肢体痹痛或关节疼痛；川芎为"诸经头痛之要药"；桃仁活血祛瘀；红花活血通经，散瘀止痛；当归、延胡索可活血止痛；没药有散瘀之效。诸药合用，有祛瘀止痛、活血通络的功效。

（三）针灸治疗

1. 毫针治疗

【处方】取病侧颈 2、3 夹脊、风池、翳风、翳明、完骨、玉枕等穴位，手部可同时针刺合谷穴。

【方解】风池穴浅层有枕小神经和枕动静脉的分支属支，深层有枕大神经走行；翳风穴浅层有耳大神经走行；翳明穴浅层有耳大神经、枕小神经分布；完骨穴有枕小神经走行；玉枕穴浅层有枕大神经走行。针刺这些穴位，有利于改善枕~大、枕小、耳大神经分布区疼痛的症状。

【操作】针刺夹脊穴时针尖方向向内，风池穴向鼻尖方向斜刺 0.8~1.2 寸，翳风、翳明穴直刺 0.5~1.0 寸，完骨穴刺 0.5~0.8 寸，玉枕穴平刺 0.3~0.5 寸，每个穴位均应产生针感，30min/次，1 次/d。

2. 电针治疗

【处方】取病侧颈 2、3 夹脊、风池、翳风、翳明、完骨、玉枕等穴位，手部可同时针刺合谷穴。

【方解】夹脊电针通过针刺穴位可将电刺激传导至脊髓及其包膜，可以促进受损髓鞘再生，夹脊电针对颈 2、3 病侧夹脊、风池、翳风、翳明、完骨、玉枕等穴位的刺激，有利于改善枕大、枕小、耳大神经分布区疼痛的症状，降低继发性损害，促进神经再生修复以及神经功能的恢复。

【操作】连接导线，将导线连接在双侧夹脊穴，选用疏波，电流量以患者耐受为度，30min/次，1 次/d。

第二节　项肩痛

一、定义及病因

项肩痛是项部、肩部、肩胛等部位的疼痛，有时伴有一侧或两侧上肢痛、枕项部酸痛等症状。

常由外受风寒、颈椎病、颈椎炎症、颈椎小关节紊乱、颈椎半脱位、颈椎软组织损伤、颈椎间盘突出、颈椎肿瘤、肩周炎、肩袖损伤、肩部神经卡压、心绞痛、胸膜炎等引起。

二、诊断

（一）分类

项肩痛根据起病原因可分为颈源性项肩痛和肩源性项肩痛。

（二）临床表现

主要表现为项肩部疼痛和不适，如压痛、酸痛、持续性疼痛，夜间较甚，部分患者还可出现耳鸣、头痛、头晕等伴随症状，头项部活动时呈现疼痛，疼痛可向肩部放射。

（三）辅助检查

（1）X线平片及动态侧位片。

可以了解颈椎的形态、有无病变、骨折及移位等情况；颈椎的生理曲度情况；椎前阴影宽度；骨关节畸形；椎间隙改变；骨赘；椎管大小等。

（2）颈椎斜位片。

可用于了解椎间孔大小、形态等。

（3）颈椎的断层摄影：包括X线断层和CT扫描。

（4）颈椎的磁共振检查。

利用组织中质子密度和自旋状态成像，较CT更先进，图像更清晰，对软组织疾患特别敏感。

（5）肌电图检查。

三、治疗

（一）中药治疗

项肩痛在中医学属"痹证"范畴，由于风、寒、湿、热、痰、瘀等邪气滞留关节、

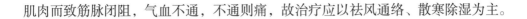

肌肉而致筋脉闭阻，气血不通，不通则痛，故治疗应以祛风通络、散寒除湿为主。

1. 行痹

【主症】项肩疼痛酸楚，屈伸不利，疼痛呈游走性，舌质淡红，苔薄白，脉浮缓。

【治法】祛风通络，散寒除湿。

【方药】防风汤加减。防风、秦艽、麻黄、肉桂、当归、葛根、薏苡仁、茯苓、生姜、大枣、甘草等。

【方解】防风、秦艽可祛风除痹；麻黄、葛根发散风寒；当归活血利痹，有助于祛风除湿；肉桂、生姜散寒；茯苓、薏苡仁利水渗湿；大枣补中益气；加用甘草以调和诸药，共奏祛风、散寒、除湿之效。

2. 痛痹

【主症】项肩疼痛，痛势较剧，部位固定，遇寒痛甚，得热痛缓，局部皮肤或有寒冷感，恶风寒，舌质淡，苔薄白，脉弦紧。

【治法】散寒通络，祛风除湿。

【方药】乌头汤加减。制川乌、麻黄、芍药、甘草、蜂蜜、黄芪等。

【方解】制川乌、麻黄温经散寒，通络镇痛；芍药、甘草、蜂蜜缓急止痛；黄芪益气固表，利血通痹。

3. 着痹

【主症】项肩疼痛酸楚重着，肌肤麻木不仁，舌质淡，苔白腻，脉濡缓。

【治法】祛风散寒，除湿通络。

【方药】薏苡仁汤加减。薏苡仁、黄芪、苍术、生姜、甘草、羌活、独活、防风、麻黄、桂枝、制川乌、当归、川芎等。

【方解】薏苡仁、黄芪健脾渗湿；苍术相配防风、羌活、独活祛风胜湿；制川乌、麻黄、桂枝、生姜温经散寒，除湿止痛；当归、川芎辛散温通，养血活血兼以行气，有"治风先治血，血行风自灭"之意；甘草健脾和中。诸药合用，有祛风散寒、除湿通络的功效。

（二）针灸治疗

1. 毫针治疗

【处方】颈夹脊、肩髃、肩井、天宗、后溪、中渚等穴位。

【方解】项肩部由颈2、3、4神经后支支配，肩髃、肩井在该支配区，二者主治颈项强痛等头项部病症以及肩背疼痛、上肢不遂等肩背部疾病；天宗穴深部有肩胛上神经的分支和旋肩胛动、静脉的分支或属支走行，主治肩胛疼痛；后溪穴主治头项强痛；中渚穴可治疗肘臂肩背痛。以上穴位共同针刺利于项肩痛的恢复。

【操作】针刺夹脊穴针尖方向向内，肩髃穴直刺或向下斜刺0.8~1.5寸，肩井穴直刺0.3~0.5寸，天宗、后溪穴直刺0.5~1寸，中渚穴直刺0.3~0.5寸。每个穴位均应产生针感，1次/d，30min/次。

2. 电针治疗

【处方】选用针刺颈夹脊、肩髃、肩井、天宗、后溪、中渚等穴位。

【方解】夹脊电针通过针刺穴位可将电刺激传导至脊髓及其包膜，进而调控损伤局部微环境，降低继发性损害，促进神经再生修复以及神经功能恢复，电针刺激颈夹脊、肩髃、肩井等穴位，有利于颈2、3、4神经功能的修复，进而改善其支配区的疼痛症状。

【操作】连接导线，将导线连接在双侧夹脊穴，选用疏波，电流量以患者耐受为度，1次/d，30min/次。

第三节　臂神经痛

一、定义及病因

臂神经由颈5至8及胸1神经根前支组成，主要支配上肢的运动和感觉功能。这些神经成分所组成的神经根、神经丛以及神经干病变引起神经支配区疼痛，称为"臂神经痛"。

臂神经痛可分为原发性和继发性两种。原发性臂神经痛无明显病因，可能是一种变态反应性疾病，与分娩、疫苗接种、病毒感染、外科手术等因素有关。继发性臂神经痛按其病损部位可分为根性臂神经痛和干性臂神经痛，根性臂神经痛常见病因有颈椎病、颈椎结核、颈椎间盘突出、骨折、脱位、颈髓肿瘤等，干性臂神经痛常见病因有外伤、锁骨骨折、胸廓出口综合征等。

二、诊断

（一）分类

臂神经痛分为原发性臂神经痛和继发性臂神经痛。

（二）临床表现

原发性臂神经痛多见于成年人，病前或发病初期可有发热、乏力、肌肉酸痛等全身症状，逐渐出现肩部、上肢疼痛，几日内出现上肢无力、反射减弱及感觉障碍。

继发性臂神经痛主要表现为肩部、上肢出现不同程度的针刺样、烧灼样或酸胀样疼痛，始于肩、颈部，向同侧上肢放散，疼痛呈持续性或阵发性加剧，夜间、上肢活动时疼痛明显，臂丛分布区运动、感觉障碍，局限性肌萎缩，腱反射减弱或消失。

继发性臂神经痛又可分为干性臂神经痛和根性臂神经痛。上干损伤表现为肩关节不能外展、上举，肘关节不能屈曲，腕关节和手功能正常，肩外侧、上臂和前臂桡侧皮肤感觉障碍；下干损伤表现为手指不能屈曲伸直，拇指不能对掌、对指，手指不能合拢或分开，手和前臂尺侧感觉障碍；根性损伤表现为上肢瘫痪，无任何运动功能，皮肤感觉障碍。

（三）辅助检查

颈椎 X 线片、颈椎 CT、颈椎 MRI、肌电图、神经传导速度等辅助检查有助于确定诊断。

三、治疗

（一）中药治疗

本病中医学中属于"痹证"范畴，风寒湿热侵袭，痹阻经脉，经气不畅，瘀血阻络而发病。

1. 瘀血阻络

【主症】臀部疼痛麻木，活动不利，重者可见臀部筋肉萎缩，舌质暗有瘀点，苔薄，脉弦涩。

【治法】通络止痛。

【方药】桂枝加葛根汤加减。桂枝、芍药、甘草、生姜、大枣、葛根等。

【方解】桂枝汤解肌祛风，调和营卫；葛根能宣通经气，解经脉气血之郁滞；二者配伍，可升阳发表，助其发表解肌，缓解经脉拘急。

2. 风寒痹阻

【主症】臀部疼痛，恶风恶寒，筋脉酸痛，得热则舒，不能上举，舌淡，苔白，脉浮缓。

【治法】祛风散寒，解肌通络。

【方药】桂枝汤加减。桂枝、芍药、生姜、大枣、甘草、威灵仙、姜黄、鸡血藤、羌活、秦艽等。

【方解】桂枝祛风散寒，通络解肌，使风寒之邪从卫外泄；芍药敛阴和营；生姜、大枣协助桂枝、芍药调和营卫，兼补脾和胃；甘草调和诸药；威灵仙、姜黄引经药祛风散寒，通络止痛；鸡血藤、羌活、秦艽祛风通络。诸药合用，共奏祛风散寒、解肌通络之功。

3. 风热侵袭

【主症】臀部热痛，活动不利，肢体酸痛，筋脉引急，或时牵痛，发热，口苦咽干，舌质红，苔黄，脉弦数。

【治法】疏风散热，养阴通络。

【方药】秦艽地黄汤加减。秦艽、地黄、当归、川芎、芍药、牡丹皮、白术、茯苓、钩藤、柴胡、龟甲、淡竹叶、忍冬藤、络石藤、败酱草、丹参、鸡血藤、威灵仙等。

【方解】秦艽祛风湿，通经络，止痹痛；熟地、当归、川芎、芍药补血调血；牡丹皮养阴清热；白术、茯苓健脾祛湿；钩藤清热平肝；柴胡和解表里，解热镇痛；生地黄、龟甲、淡竹叶滋阴清热；忍冬藤、络石藤、败酱草清热通络；丹参、鸡血藤、威灵仙活血通络。诸药合用，共奏清肝疏风、养阴通络之效。若气分热盛者，加生石膏、知母；伤阴者，加麦冬、石斛；疼痛甚者，加制乳香、制没药、地龙。

（二）针灸治疗

1. 毫针治疗

【处方】相应节段颈夹脊穴。

【配穴】肩井、肩髎、曲池、曲泽、尺泽、外关、鱼际、后溪、极泉等穴位。

【方解】针刺相应节段夹脊穴，配合支配区域内相关腧穴可止痛，曲池穴浅层有前臂后皮神经，深层有桡神经走行；曲泽穴浅层有前臂内侧皮神经走行，深层有正中神经主干；尺泽穴浅层有前臂外侧皮神经，深层有桡神经、肌皮神经走行；鱼际穴浅层有正中神经皮支及桡神经浅支分布，深层有正中神经肌支及尺神经肌支走行；后溪穴浅层有尺神经走行；极泉穴深层有臂丛与其分支分布。

【操作】采用泻法。肩井穴直刺 0.3~0.5 寸；肩髎穴直刺 0.8~1.5 寸；曲池穴直刺 0.5~1 寸；曲泽穴直刺 1~1.5 寸；尺泽穴直刺 0.8~1.2 寸；外关、后溪穴直刺 0.5~1.0 寸；鱼际穴直刺 0.5~0.8 寸；极泉穴避开腋动脉，直刺 0.5~0.8 寸。1 次/d，30min/次，10 次为一疗程。

2. 电针治疗

【处方】取肩井、肩髎、曲池、曲泽、尺泽、外关、鱼际、后溪、极泉等穴位。

【方解】夹脊电针通过针刺穴位可将电刺激传导至脊髓及其包膜，在针刺以及弱电场的双重作用下，可以促进受损髓鞘再生，进而调控损伤局部微环境，降低继发性损害，针刺神经走行的相应穴位：曲池（前臂后皮神经）、曲泽（正中神经）、尺泽（桡神经、肌皮神经）、鱼际（正中神经）、后溪（尺神经）等，有利于桡神经、正中神经、尺神经等神经功能的修复，进而改善臂神经疼痛的症状。

【操作】连接导线，正极连接在近脑端夹脊穴，负极连接在远脑端穴位，选用密波，电流量以患者耐受为度，1 次/d，30min/次。

第四节 脊神经损伤

一、定义及病因

（一）定义

脊神经损伤是指各种原因引起的神经部分损坏和断裂，临床上常表现为其支配区的运动障碍、感觉障碍及肌肉瘫痪。

（二）病因

炎症、创伤、嵌压、骨折、感染、中毒、遗传、营养障碍等均可引起脊神经损伤。

二、诊断

（一）分类

根据起病形式可分为急性、亚急性、慢性脊神经损伤；根据受损害部位可分为神经节、根、丛、干和神经末梢脊神经损伤；根据临床特点可分为运动性、感觉性、混合性、自主神经性脊神经损伤等。

（二）临床表现

脊神经损伤后会出现运动障碍，系下运动神经元瘫痪，瘫痪范围依损伤部位而不同。神经近端损伤时，它支配的一切肌肉运动丧失，使肢体出现一些特殊状态，如爪形手、垂腕、猿手等；神经远端损伤时，仅损伤部位以下神经支配的肌肉运动功能丧失；脊神经损伤后，其所支配的反射减弱或消失，可出现感觉障碍，表现为刺激症状、缺失症状或两者兼有，疼痛较常见；正中神经、胫神经损伤时，常有剧烈的疼痛，甚至烧灼性神经痛；此外，常出现自主神经功能障碍，主要表现为神经支配区皮肤发凉、发绀、无汗或多汗，肌肉萎缩或皮肤萎缩，指甲干燥，甚至皮肤溃疡。

三、治疗

（一）中药治疗

中医学认为，外伤瘀血，闭阻经络，导致气血运行不畅，筋肉失养，进而肢体痿废失用。

1. 肺热津伤型

【主症】病起发热，或热退后突然出现肢体软弱无力，心烦口渴，咳呛咽干，舌质红，苔黄，脉细数。

【治法】清热润燥，养肺生津。

【方药】清燥救肺汤加减。桑叶、石膏、麦冬、人参、胡麻仁、阿胶、杏仁、枇杷叶、甘草。

【方解】桑叶轻宣肺燥，透邪外出；石膏清泄肺热；麦冬养阴润肺；人参益气生津；胡麻仁、阿胶助麦冬养阴润肺；杏仁、枇杷叶苦降肺气；甘草调和诸药。诸药合用，以滋补润燥、清热祛邪。

2. 寒湿浸淫型

【主症】肢体痿弱，沉重，活动受限，伴感觉障碍、疼痛等，疼痛可能会随天气变化而加重，苔白滑，脉滑数。

【治法】散寒除湿，活血通痹。

【方药】黄芪桂枝五物汤加减。黄芪、桂枝、芍药、生姜、大枣。

【方解】黄芪甘温益气；桂枝散风寒而温经通痹；芍药养血和营；生姜疏散风邪；大枣益气养血。诸药合用，共奏散寒除湿、活血通痹之效。

3. 脾胃虚弱型

【主症】肢体痿软无力，逐渐加重，食少，便溏，腹胀，面色不华，气短，神疲乏力，苔薄白，脉细。

【治法】补脾益气，健运升清。

【方药】参苓白术散加减。人参、白术、茯苓、白扁豆、薏苡仁、山药、莲子肉、砂仁、桔梗、甘草。

【方解】人参、白术、茯苓、白扁豆、薏苡仁、山药、莲子肉益气，健脾，渗湿；砂仁醒脾和胃、行气化滞；桔梗宣肺利气；甘草健脾和中，调和诸药。综观全方，具有补中气、渗湿浊、行气滞、使脾气健运的作用。

4. 肝肾亏损型

【主症】起病缓慢，下肢瘫软无力，腰脊酸软，不能久立，目眩耳鸣，舌红少苔，脉细数。

【治法】补益肝肾，滋阴清热。

【方药】虎潜丸加减。黄柏、熟地、知母、龟甲、虎骨（狗骨代）、锁阳、干姜、陈皮、白芍。

【方解】黄柏、熟地、知母、龟甲滋阴降火；虎骨（狗骨代）、锁阳强壮筋骨；干姜、陈皮温中行气；白芍养血柔肝。诸药合用，以滋阴降火、强壮筋骨。

（二）针灸治疗

1. 毫针治疗

【处方】在病变部位上下各取两对穴位，如桡神经麻痹可选用颈 5、6、7、8 夹脊、肩髃、臂臑、手三里、外关、合谷等穴位。

【方解】桡神经由颈 5 至胸 1 的神经根纤维组成，故针刺时可选用颈 5、6、7、8 夹脊，肩髃穴浅层有臂外侧上皮神经走行，臂臑穴深层有桡神经主干走行，手三里穴浅部有前臂外侧皮神经、前臂后皮神经走行，深层有桡神经深支走行，外关穴浅层有前臂后皮神经走行，合谷穴浅层布有桡神经浅支。选用以上穴位进行针刺，有利于受损神经再生。

【操作】肩髃穴、臂臑穴直刺或向下斜刺 0.8~1.5 寸，手三里直刺 0.8~1.2 寸，外关、合谷穴直刺 0.5~1.0 寸，1 次/d，30min/次。

2. 电针治疗

【处方】在病变部位上下各取两对穴位。（以桡神经麻痹为例，桡神经麻痹可选用颈 5、6、7、8 夹脊、肩髃、臂臑、手三里、外关、合谷等穴位。）

【方解】夹脊电针通过针刺穴位可将电刺激传导至脊髓及其包膜，促进受损髓鞘再生，针刺神经走行的相应穴位：肩髃（桡神经）、臂臑（桡神经）、手三里（前臂外侧皮神经、前臂后皮神经）、合谷（桡神经）等，有利于调控损伤局部的微环境，降低继发性损害，促进神经功能恢复。

【操作】在电流的刺激下，损伤神经在电场的刺激下可以再生。将导线同侧上下连接，正极在上，负极在下，选用密波，1 次/d，30min/次。

第五节　桡神经麻痹

一、定义及病因

（一）定义

桡神经麻痹是指桡神经因外伤、感染、颈椎病、产伤、肿瘤、代谢障碍、各种中毒及手臂长时间放置位置不当等外因受到损伤之后，引起肩部、腋下、手臂及手指肌肉无力、麻木，甚至完全瘫痪的一种疾病。

（二）病因

桡神经是臂丛神经中最易受外伤的一支，可因腋部或上肢受压，感染，肩关节脱臼，肱骨中段骨折，上肢贯通伤，铅、砷、乙醇中毒，手术时上臂长时间过度外展或新生儿脐带绕上臂及前角肌压迫等造成。

二、诊断

（一）分类

可分为高位（腋部）损伤、肱骨中 1/3 损伤、前臂中 1/3 以下损伤。

（二）临床表现

桡神经麻痹主要表现为运动障碍，典型症状为垂腕，不能伸腕或伸指，前臂不能旋后，由于伸肌瘫痪而出现腕下垂。根据损伤部位不同，临床表现不同。①高位（腋部）损伤，由腋下桡神经发出的肱三头肌分支以上受损，产生完全性桡神经麻痹，上肢各伸肌完全瘫痪，造成肘、腕、掌指关节均不能伸直，前臂伸直不能旋后，手通常处于旋前位；②肱骨中 1/3 损伤，肱三头肌分支以下部位损伤，肱三头肌功能正常；③前臂中 1/3 以下损伤，仅有伸指功能丧失而无腕下垂。

三、治疗

（一）中药治疗

本病属"痿证""血痹"范畴。中医学认为，外伤瘀血，闭阻经络，气血运行不畅，筋肉失养，进而肢体痿废失用。

1. 脉络瘀阻

【主症】久病体虚，肢体痿弱，手臂及手指肌肉无力、麻木，可伴有肌肉活动时隐痛不适，肢冷发绀，舌质暗淡或有瘀点，脉细涩。

【治法】益气养血，化瘀通络。

【方药】圣愈汤合补阳还五汤加减。人参、黄芪、地黄、当归、当归尾、川芎、赤芍、桃仁、红花、地龙。

【方解】圣愈汤中人参、黄芪益气摄血，合以地黄、当归养血滋阴，气血双补；补阳还五汤重用黄芪大补脾胃之元气；当归尾、川芎、赤芍、桃仁、红花活血化瘀；地龙通行经络。两方合用，使气旺血行，瘀祛络通。

2. 筋肉痿废

【主症】手臂及手指麻木，肌肉无力，伴有活动时疼痛不适，肢体不温，舌淡，苔白，脉弱无力。

【治法】益气温经，和血通痹。

【方药】黄芪桂枝五物汤加减。黄芪、桂枝、芍药、生姜、大枣。

【方解】黄芪甘温益气；桂枝辛温，散风寒而温经通痹；芍药养血和营；生姜辛温，疏散风邪；大枣甘温，益气养血。诸药合用，共奏益气养血、温经通络之效。

（二）针灸治疗

1. 毫针治疗

【处方】颈 5、6、7、8 夹脊、肩髃、臂臑、手三里、外关、合谷等穴位。

【方解】桡神经由颈 5 至胸 1 的神经根纤维组成，故针刺时可选用颈 5、6、7、8 夹脊，肩髃穴浅层有臂外侧上皮神经走行，臂臑穴深层有桡神经主干走行，手三里穴浅部有前臂外侧皮神经、前臂后皮神经走行，深层有桡神经深支走行，外关穴浅层有前臂后皮神经走行，合谷穴浅层布有桡神经浅支，选用以上穴位进行针刺，有利于受损神经再生。

【操作】肩髃穴、臂臑穴直刺或向下斜刺 0.8~1.5 寸，手三里直刺 0.8~1.2 寸，外关、合谷穴直刺 0.5~1.0 寸，1 次/d，30min /次。

2. 电针治疗

【处方】颈 5、6、7、8 夹脊、肩髃、臂臑、手三里、外关、合谷等穴位。

【方解】夹脊电针通过针刺穴位可将电刺激传导至脊髓及其包膜，促进受损髓鞘再生，针刺神经走行的相应穴位：肩髃（桡神经）、臂臑（桡神经）、手三里（前臂外侧皮神经、前臂后皮神经）、合谷（桡神经）等穴位，有利于调控损伤局部的微环境，降低继发性损害，促进神经再生修复以及神经功能恢复。

【操作】连接导线，将正极连接在近端，负极连接在远端，选用密波，电流量以患者耐受为度，1 次/d，30min /次。

第六节　腓总神经麻痹

一、定义及病因

（一）定义

腓总神经麻痹是临床上常见的一类疾病，多因外伤或卡压造成腓总神经损伤，伸趾功能丧失、足下垂畸形，常以小腿前外侧伸肌群麻痹、轻微的肌无力甚至完全缺失运动功能为临床表现。

（二）病因

外伤或外力压迫损伤、腓骨头骨折、滑囊炎、外科手术、糖尿病、铅中毒、结节性动脉炎等。

二、诊断

（一）临床表现

腓总神经麻痹典型症状为足下垂，足趾不能背屈及外展，翘趾及伸足外翻，足下垂呈马蹄内翻足，走路呈跨阈步态，小腿前外侧及足背包括第一趾间隙感觉障碍。

（二）辅助检查

根据病史及典型的垂足、肌肉瘫痪及其感觉障碍分布范围，辅以神经系统检查及肌电图检查，有助于确定诊断。

三、治疗

（一）中药治疗

本病属"痿证""痿躄""痿痱"范畴。中医学认为脉络瘀阻，阻碍血脉运行，以致经脉瘀滞，筋脉肌肉肌肤失于气血之濡养，因而足痿不能行，肌肤麻木不仁。

【治法】活血化瘀，疏通经络。

【方药】黄芪桂枝五物汤加减。黄芪、白芍、桂枝、当归、红花、鸡血藤、威灵仙、川牛膝、木瓜、生姜、大枣、赤芍等。肢冷不温、面色白、舌质淡、脉沉证属阳气不足者，加附子；食欲不振、腹胀便溏属脾气虚弱者，加党参、炒白术、茯苓；面唇淡白无华、心悸失眠、舌淡、脉细、血虚者，加熟地黄、制首乌、枸杞子。

【方解】黄芪甘温益气；桂枝、生姜温通阳气；白芍和营理血；大枣调和营卫；加入当归、赤芍、红花、鸡血藤、川牛膝活血化瘀，疏经络而通瘀滞；辅以木瓜、威灵仙舒筋活络而行下肢。诸药合用，可达温经活血、祛瘀通络之效。

（二）针灸治疗

1. 毫针治疗

【处方】取阳陵泉、足三里、解溪、太冲、八风等穴。

【方解】阳陵泉穴深层有腓总神经分支走行；足三里穴浅层有腓肠外侧皮神经走行，二者均可治疗下肢痿痹；解溪穴深层有腓神经走行，可以治疗足下垂、下肢痿痹、足踝肿痛等下肢病症；太冲穴深层有腓深神经和第一趾背动、静脉，可用于治疗下肢痿痹。以上穴位均在腓神经支配区域内，通过对以上穴位的针刺，促进受损神经再生。

【操作】阳陵泉直刺 1.0~1.5 寸，足三里直刺 1.0~2.0 寸，解溪、太冲穴直刺 0.5~1.0 寸。1 次/d，30min /次，10 次为一疗程。

2. 电针治疗

【处方】取阳陵泉、足三里、解溪、太冲、八风等穴。

【方解】针刺神经走行的相应穴位，阳陵泉（腓总神经）、足三里（腓肠外侧皮神经）、解溪（腓神经）、太冲（腓神经），有利于促进神经再生修复，进而改善腓总神经麻痹的症状。

【操作】每组导线上下连接，选用疏波，一般治疗半月后改用密波，电流量以患者耐受为度，1 次/d，30min /次。

第七节　股外侧皮神经炎

一、定义及病因

股外侧皮神经炎是临床最常见的皮神经炎，指多种原因引起大腿外侧神经损害，导致大腿前外侧皮肤感觉异常与疼痛。

受压、脊柱畸形、外伤或感染、妊娠、糖尿病或肥胖以及长期处于受凉、寒冷或潮湿环境等均可诱发。

二、诊断

股外侧皮神经损伤仅表现为大腿外侧面皮肤感觉障碍，主要是感觉异常，如"蚁走"感、麻木感、刺痛、烧灼痛，且感觉迟钝、偶有感觉过敏。

三、治疗

（一）中药治疗

中医学认为，本病是因外伤瘀血，闭阻经络，气血运行不畅，筋肉失养，进而肢体痿废失用。

1. 寒湿阻络

【主症】下肢肌肤麻木不仁，可伴有肌肉活动时隐痛不适，肢冷发绀，舌质淡，苔白腻，脉沉细。

【治法】温经散寒，养血通脉。

【方药】当归四逆汤加减。当归、芍药、桂枝、细辛、甘草、大枣、通草。

【方解】当归补血和血，与芍药合而补血虚；桂枝温经散寒，与细辛共除内外之寒；甘草、大枣益气健脾；通草通经利湿。诸药合用，共奏温经散寒、养血通脉之效。

2. 气血瘀滞

【主症】肌肤麻木不仁，肢体不温，脉微涩而紧。

【治法】益气养血，温经通络。

【方药】黄芪桂枝五物汤加减。黄芪、桂枝、芍药、生姜、大枣。

【方解】黄芪甘温益气；桂枝辛温，散风寒而温经通痹；芍药养血和营；生姜辛温，疏散风邪；大枣甘温，益气养血。诸药合用，共奏益气养血、温经通络之效。"

（二）针灸治疗

1. 毫针治疗

【处方】取 $L_{1~3}$ 夹脊、肾俞、风市、中渎等穴。

【方解】股外侧皮神经由第 2、3 腰神经根组成，肾俞穴浅层有第 2、3 腰神经后支的皮支走行，深层有第 2、3 腰神经后支的肌支走行；风市穴浅层布有股外侧皮神经；中渎穴浅层也布有股外侧皮神经。对以上穴位的针刺利于股外侧皮神经的再生。

【操作】肾俞直刺 0.5~1.0 寸，风市、中渎直刺 1~2 寸，针刺时以上穴位均应产生针感，1 次/d，30min /次。

2. 电针治疗

【处方】取 L_{1-3} 夹脊、肾俞、风市、中渎等穴。

【方解】电针刺激神经走行的腧穴 L_{1-3} 夹脊（第 1、2、3 腰神经）、肾俞（第 2、3 腰神经后支）、风市和中渎（股外侧皮神经），有利于降低继发性损害，促进神经再生修复以及神经功能恢复，进而改善股外侧皮神经炎带来的异常表现。

【操作】将 3 对导线按照正负极交叉相连的顺序分别连接在 L_{1-3} 两侧的夹脊穴，另一对连接风市、中渎穴，选用疏波，电流量以患者耐受为度，1 次/d，30min /次。

第八节　坐骨神经痛

一、定义及病因

（一）定义

坐骨神经痛是指沿坐骨神经通路即腰部、臀部、大腿后侧、小腿后外侧和足外侧的疼痛综合征。

（二）病因

坐骨神经痛根据病因可分为原发性与继发性。原发性坐骨神经痛主要是指坐骨神经的间质炎症，其诱因多为寒冷、潮湿，侵犯周围神经外膜从而导致间质性神经炎，通常还伴有肌炎或者纤维组织炎。继发性坐骨神经痛，是坐骨神经通路受周围组织病变的压迫或刺激所致。根据受损部位可分为根性和干性坐骨神经痛两类。根性坐骨神经痛其病变主要由椎管内疾病（如脊髓、马尾炎症、腰骶及椎管内肿瘤、外伤、血管畸形等）以及脊柱本身的疾病（如腰椎间盘突出、椎管狭窄、腰椎骨关节病、脊柱结核、肿瘤等）引起；干性坐骨神经痛常由骶髂关节病、髋关节炎及半脱位、盆腔肿瘤、妊娠子宫压迫、臀部注射部位不当等引起。

二、诊断

（一）分类

坐骨神经痛分为原发性坐骨神经痛、继发性坐骨神经痛，继发性坐骨神经痛又可分为根性坐骨神经痛和干性坐骨神经痛。

（二）临床表现

1. 根性坐骨神经痛

起病多为急性或者亚急性，少数为慢性。开始常有背部酸痛或腰部僵硬感，典型的疼痛是由腰部向一侧臀部及大腿后面、腘窝、小腿外侧和足背放散，烧灼样或刀割样，发作性加剧，夜间更甚。咳嗽、打喷嚏、用力排便时疼痛加重并呈放射性。病变水平腰椎棘突或横突常有压痛，叩击痛或放射痛。直腿抬高试验阳性，腰 4、腰 5 棘突旁、骶髂旁、腓肠肌处有压痛点。小腿外侧和足背可有针刺、发麻并伴有轻微感觉减退，出现足和足趾运动功能受损，踝反射减弱或消失。

2. 干性坐骨神经痛

起病较缓慢，少数为急性。疼痛部位主要沿坐骨神经通路，腰部症状不明显。同样有根性神经痛的减痛姿势。沿坐骨神经走行可有下列明显压痛点：坐骨孔点（秩边）、臀点（环跳）、腘点（委中）、腓骨点（阳陵泉）、踝点（昆仑）。

（三）辅助检查

腰骶部 X 线、CT、MRI、椎管造影有助于脊柱、椎管内疾病的诊断。B 超可发现盆腔相关疾病，EMG 及 NCV 对坐骨神经损害的部位、程度及预后有意义。

三、治疗

（一）中药治疗

本病属"痹症"范畴，中医学认为多由感受外邪、痹阻于肌肤腠理、经络脏腑，导致气血运行不畅，不通则痛。

1. 风寒型

【主症】患者腰背部酸痛，痛势较剧，部位固定，遇寒则痛甚，关节屈伸不利，局部皮肤或有寒冷感，舌质淡，苔薄白，脉弦紧。

【治法】散寒通络，祛风除湿。

【方药】乌头汤加减。川乌、麻黄、芍药、甘草、蜂蜜、黄芪等。

【方解】川乌、麻黄温经散寒，通络镇痛；芍药、甘草、蜂蜜缓急止痛；黄芪益气固表，利血通痹。

2. 湿热型

【主症】患者腰背部疼痛，活动不便，局部灼热红肿，得冷则舒，口渴，烦躁，大便干，小便黄，舌红，苔黄腻，脉滑数。

【治法】清热利湿，舒筋壮骨。

【方药】四妙丸加减。黄柏、苍术、牛膝、薏苡仁等。

【方解】黄柏清下焦湿热；苍术芳化苦燥以除湿阻；牛膝补肾强骨，治疗下肢麻木、痿软无力；薏苡仁舒筋缓急。

3. 痰瘀型

【主症】患者腰背部酸痛，固定不移，夜间痛甚，有硬结、瘀斑，舌质紫黯，苔白腻，脉弦涩。

【治法】化痰行瘀，祛痹通络。

【方药】双合汤加减。桃仁、红花、当归、川芎、白芍、茯苓、半夏、陈皮、白芥子、姜汁等。

【方解】桃仁、红花、当归、川芎、白芍活血化瘀，通络止痛；茯苓、半夏、陈皮、白芥子、姜汁健脾化痰。

（二）针灸治疗

1. 毫针治疗

【处方】选用环跳、阳陵泉、秩边、委中、昆仑、肾俞、大肠俞、侠溪等穴。

【方解】环跳穴深层有坐骨神经走行，主治下肢痿痹、腰腿痛，直刺 2~3 寸；阳陵泉穴浅部有腓肠外侧皮神经走行；秩边穴浅层布有臀中皮神经和臀下皮神经；昆仑穴浅层布有腓肠神经；肾俞穴浅层布有第 2、3 腰神经的皮支走行，深层有第 2、3 腰神经后支的肌支走行；大肠俞穴浅层布有第 4、5 腰神经后支的皮支，深层布有第 4、5 腰神经后支的肌支；侠溪穴布有足背中间皮神经的趾背神经。干性疼痛者针刺以上穴位即可止痛，根性疼痛者可加俞穴或者夹脊穴从根部止痛。

【操作】环跳穴直刺 2~3 寸，阳陵泉直刺 1.0~1.5 寸，秩边穴直刺 1.5~3.0 寸，昆仑穴直刺 0.5~0.8 寸，肾俞直刺 0.5~1.0 寸，大肠俞直刺 0.8~1.2 寸，侠溪穴直刺 03~0.5 寸。以上穴位均应产生针感，1 次/d，30min。

2. 电针治疗

【处方】根性可选用腰 4、5 夹脊穴、环跳、阳陵泉、秩边、委中、昆仑、肾俞、大肠俞、侠溪等穴。干性可选用环跳、秩边、阳陵泉、委中、足三里、昆仑、侠溪等穴。

【方解】电针刺激神经走行的腧穴：环跳（坐骨神经）、阳陵泉（腓肠外侧皮神经）、秩边（臀中皮神经）、昆仑（腓肠神经）肾俞（第 2、3 腰神经皮支）、侠溪（足背中间皮神经和趾背神经），有利于降低继发性损害，促进神经功能恢复，从而有效治疗坐骨神经疼痛。

【操作】将每组导线上下相连，根性选用疏波，干性选用密波，电流量以患者耐受为度，1 次/d，30min/次。

第九节　肋间神经痛

一、定义及病因

（一）定义

肋间神经痛是指肋间神经由于不同原因的损害而出现以胸部肋间或腹部呈条带状疼痛的综合征。

（二）病因

肋间神经痛可由胸椎退变、胸椎结核、胸椎损伤、肿瘤、病毒感染等多种原因引起。

二、诊断

（一）分类

肋间神经痛可分为原发性肋间神经痛和继发性肋间神经痛

（二）临床表现

临床表现为疼痛沿肋间神经走行，自背部胸椎至前胸部呈半环形，可位于一个或多个肋间神经，界限较明显。疼痛呈刀割样、针刺样或烧灼样剧痛，患者有束带感，有时向肩背部放射。疼痛多为持续性，可阵发性加剧，咳嗽、喷嚏、深吸气时疼痛加重。

（二）辅助检查

体检发现，胸椎棘突旁和肋间隙有明显压痛，典型的根性肋间神经痛患者，屈颈试验阳性，受累神经的分布区常有感觉过敏或感觉减退等神经功能损害表现。病毒学检查、抗原抗体检测、胸椎 X 线、脊柱 CT、MRI 等检查有助于确定诊断。

三、治疗

（一）中药治疗

本病属"胁痛"范畴，中医学认为肝气郁结、痰血停着"如负重逆气"或用力过猛，属气滞血瘀。

【主症】肋间带状区疼痛，咳嗽或喷嚏时疼痛加重，疼痛剧烈时可放射至同侧的肩背部，舌紫暗、有瘀点，苔薄白，脉细。

【治法】活血化瘀，行气止痛。

【方药】血府逐瘀汤加减。桃仁、红花、当归、生地黄、牛膝、桔梗、枳壳、川芎、赤芍、甘草、柴胡等。

【方解】血府逐瘀汤以四逆散疏肝理气；桃红四物汤以活血化瘀；加桔梗、牛膝"一升一降"，气血调畅，而使肋间神经痛得以缓解。

（二）针灸治疗

1. 毫针治疗

【治法】采用近部取穴法，泻法。

【处方】取病变节段夹脊、照海、丘墟、曲池、支沟、阳陵泉等穴。

【方解】本病是脊神经根病变所致，应取夹脊穴为主要穴位。丘墟穴主治胸胁胀痛；曲池穴浅层布有前臂后皮神经，深层有桡神经；支沟穴浅层有前臂后皮神经走行；阳陵泉穴浅层布有腓肠外侧皮神经，深层有腓总神经的分支。

【操作】丘墟穴直刺 0.5~0.8 寸，曲池、阳陵泉穴直刺 1.0~1.5 寸，支沟穴直刺 0.8~1.2 寸，进针后针尖向脊柱方向斜刺，反复捻转提插，持续 3~5min，施泻法，留针 25min，1 次/d，30min/次。

2. 电针治疗

【处方】取病变节段夹脊、照海、丘墟、曲池、支沟、阳陵泉等穴。

【方解】电针刺激神经走行的腧穴夹脊（脊神经）、曲池（前臂后皮神经和桡神经）、支沟（前臂后皮神经）、阳陵泉（腓肠外侧皮神经和腓总神经）等，有利于降低继发性损害，促进神经功能恢复，对肋间神经痛颇有助益。

【操作】将每组导线上下相连，选用密波，电流量以患者耐受为度，1 次/d，30min/次。

四、体会

后背肋间疼痛难以忍受时应按神经节段针刺，神经节段对应部位为正极，局部痛处为负极。

五、病案举隅

王某，女，56 岁，主诉：后背部肋间疼痛三月余。该患者 3 个月前出现后背肋间部疼痛难忍，夜间寐差。先后于两所三甲医院疼痛门诊治疗，经胸部 CT、ECT 检查，排除占位性病变，诊断为肋间神经痛，给予药物对症治疗（具体用药用量不详），疼痛不见缓解，症状无减轻，多次治疗无效后，遂来门诊就诊。患者自述后背肋间部疼痛，不能直立行走，疼痛累及胸骨、后背、腰及脊柱，咳嗽、喷嚏、遇寒或转体时疼痛加重，难以忍受，偶有胸闷心慌，头痛头晕，纳可，眠欠佳，二便调，舌紫暗有瘀点，苔薄白，脉弱无力。门诊按神经节段分布行针刺治疗，选用密波，2 月后疼痛明显缓解，效果显著。

第十节 多发性神经炎

一、定义及病因

（一）定义

多发性神经炎也称周围神经炎、末梢性神经病或末梢神经炎，主要表现为四肢远端对称性感觉、运动和自主神经功能障碍。

（二）病因

中毒，包括药物、化学品、重金属等中毒；感染，包括细菌毒素、周围神经的直接感染，如麻风、带状疱疹等；伴发或继发于各种急性和慢性感染，如流行性感冒、麻疹、水痘、腮腺炎等；感染后或变态反应；结缔组织病，如红斑狼疮、类风湿关节炎等；代谢及内分泌障碍，如糖尿病、尿毒症、痛风等；营养障碍，如 B 族维生素缺乏、妊娠、慢性酒精中毒及胃肠道的慢性疾病和术后；遗传等。

二、诊断

（一）分类

多发性神经炎按病程可分为急性、亚急性、慢性、复发性。

（二）临床表现

1. 感觉障碍

受累肢体远端早期可出现感觉异常，如针刺感、蚁走感、烧灼感、触痛和感觉过度等，随病程进展，出现肢体远端对称性深浅感觉减退或缺失，呈手套–袜套样分布。

2. 运动障碍

肢体呈下运动神经元瘫痪，远端对称性无力，为轻瘫或全瘫。肌张力降低，腱反射减弱或消失，肌肉萎缩，可出现垂腕与垂足。后期伴挛缩及畸形。

3. 自主神经障碍

肢体末端皮肤对称性干燥、变冷、苍白或者青紫，多汗或无汗，指（趾）甲粗糙、松脆，甚至溃烂，竖毛障碍，高血压及体位性低血压。

（三）辅助检查

实验室 CSF 检查一般正常，个别患者有 CSF 蛋白含量轻度升高。EMG 为神经源性损害，NCV 可有不同程度的减慢，神经组织活检可见周围神经节段性髓鞘脱失或轴突变性。

三、治疗

（一）中药治疗

中医学认为本病是由寒湿侵袭、湿热浸淫而致脉络痹阻，病变日久，寒凝血瘀而发病。

1. 寒湿浸淫

【主症】肌肤麻木不仁，肢冷无力，疼痛夜甚，舌苔白腻，脉紧缓。

【治法】散寒除湿，和血通痹。

【方药】黄芪桂枝五物汤加减。黄芪、桂枝、赤芍、生姜、大枣、丹参、桑枝、茯苓、白术等。

【方解】黄芪甘温益气；桂枝辛温，散风寒而温经通痹；二者合用，益气温阳，和血通经；芍药养血和营；生姜辛温，疏散风邪；大枣甘温，益气养血；丹参活血祛瘀，通经止痛；桑枝祛风湿；茯苓利水渗湿；白术燥湿利水。诸药合用，共奏散寒除湿、和血通痹之效。

2. 湿热浸淫

【主症】手足无力，筋骨疼痛，或两足痿弱，或足膝红肿带下，小便短赤，舌苔黄腻。

【治法】清热燥湿。

【方药】二妙散加减。苍术、黄柏、牛膝、薏苡仁、桑枝等。

【方解】黄柏寒凉苦燥，其性沉降，擅清下焦湿热；苍术辛苦而温，其性燥烈，一则健脾助运以治生湿之本，一则芳化苦燥以除湿阻之标；二药互制其苦寒或温燥之性，以防败胃伤津之虞；薏苡仁利水渗湿；桑枝祛风湿，利关节；牛膝强筋骨。诸药合用，有良好的清热燥湿之功效。

3. 寒凝血瘀

【主症】手足冷痛，畏寒肢冷，舌质紫暗，苔白滑，脉沉细。

【治法】温阳化瘀。

【方药】真武汤加减。茯苓、芍药、白术、生姜、附子、伍苓、术辛等。

【方解】附子，温肾助阳以化气行水；茯苓、白术补气健脾，利水渗湿，合附子可温脾阳而助运化；生姜辛温，配附子温阳散寒；伍苓、术辛散水气，并可和胃而止呕。全方泻中有补，标本兼顾，共奏温阳利水之功。

（二）针灸治疗

1. 毫针治疗

【处方】针刺上肢取肩髃、曲池、外关、合谷、八邪等穴，下肢取环跳、阳陵泉、足三里、解溪、八风等穴。

【方解】肩髃穴浅层有锁骨上外侧神经、臂外侧上皮神经分布，深层有腋神经分支走行；曲池穴浅层布有前臂后皮神经，深层有桡神经走行；外关穴浅层有前臂后皮神经走行；合谷穴浅层布有桡神经浅支，深层有尺神经深支的分支走行；八邪穴浅层有桡神经浅支的手背支，尺神经手背支走行，深层有尺神经手背支走行；环跳穴深层有坐骨神经走行；阳陵泉穴浅层布有腓肠外侧皮神经，深层有腓总神经的分支；足三里穴浅层有腓肠外侧皮神经走行，二者均可治疗下肢痿痹；解溪穴深层有腓神经走行，可以治疗下肢痿痹、足踝肿痛、足下垂等下肢病症；八风穴有腓深神经和腓浅神经终末支走行。

【操作】肩髃穴直刺 0.8~1.5 寸，曲池、阳陵泉穴直刺 1.0~1.5 寸，八邪穴斜刺 0.5~0.8 寸，环跳穴直刺 2~3 寸，足三里穴直刺 1.0~2.0 寸。每个穴位均应产生针感，1 次/d，30min/次。

2. 电针治疗

【处方】上肢取肩髃、曲池、外关、合谷、八邪等穴，下肢取环跳、阳陵泉、足三里、解溪、八风等穴。

【方解】针刺神经走行相应腧穴肩髃（锁骨上外侧神经、臂外侧上皮神经）、曲池（前臂后皮神经和桡神经）、外关（前臂后皮神经）、合谷（桡神经和尺神经深支）、八邪（桡神经浅支）、足三里（腓肠外侧皮神经）等，进而调控损伤局部微环境，降低继发性损害，促进神经再生修复，利于多发性神经炎的恢复。

【操作】将导线分别连接在同侧穴位上，选用密波，电流量以患者耐受为度，1 次/d，30min/次。

第十一节 急性炎症性脱髓鞘性 多发性神经病

一、定义及病因

（一）定义

急性炎症性脱髓鞘性多发性神经病又称吉兰-巴雷综合征，是一种免疫介导的周围神经病，主要损害脊神经根和周围神经，也常累及脑神经，是目前导致全身性瘫痪较常见的原因。

（二）病因

病因尚未明确，部分患者发病前有非特异性病毒感染或者疫苗接种史，还可与EB病毒、巨细细胞病毒、肺炎支原体、乙型肝炎病毒等有关，此外，白血病、淋巴瘤、器官移植后免疫抑制剂的应用或患有系统性红斑狼疮、桥本甲状腺炎等自身免疫病者常合并此病。

二、诊断

（一）分类

该病包括急性炎症性脱髓鞘性多发性神经病、急性运动轴索性神经病、急性运动感觉轴索性神经病、Miller Fisher综合征、急性泛自主神经病、急性感觉神经病等亚型。

（二）临床表现

病前1~4周常有呼吸道或胃肠道感染前驱症状，少数患者有疫苗接种史。

1. 脑神经障碍

半数以上患者出现脑神经损害症状，多为双侧，其中以面神经麻痹最常见，舌咽和迷走神经麻痹，出现延髓麻痹症状，动眼、展、舌下及三叉神经较为少见，少数可见视神经乳头水肿。

2. 运动障碍

瘫痪肢体对称性无力，自远端渐向近端发展或自近端向远端加重，一般先从下肢开始逐渐累及躯干肌和脑神经。肢体呈弛缓性瘫痪，腱反射减弱或消失，对称性肢体无力，10~14 天内从下肢上升到躯干、上肢或累及脑神经，称为 Landry 上升性麻痹。严重病例发病后迅速出现四肢瘫痪、呼吸肌麻痹等，危及生命。

3. 感觉障碍

发病时患者多有肢体感觉异常，如烧灼感、麻木感、蚁走感和刺痛等。可先于或与运动症状同时出现，但感觉障碍相对较轻，呈手套–袜套样分布，少数患者可出现腓肠肌压痛，偶有 Kernig 征和 Lasegue 征阳性等神经根刺激体征。

4. 自主神经功能障碍

可见皮肤潮红、手足肿胀、肢体出汗、肢端皮肤干燥、营养障碍、心动过速等。

（三）辅助检查

脑脊液检查显示 CSF 蛋白细胞分离是急性炎症性脱鞘性多发性神经病的特征之一，多数患者在发病几天内蛋白含量正常，2~4 周内蛋白可有不同程度的升高。血清学检查，少数患者肝功能轻度异常，肌酸激酶轻度升高，部分患者血清抗神经节苷脂抗体阳性，部分患者血清可检测到抗 CJ 抗体、抗巨噬细胞抗体等。运动神经传导速度可正常，但波幅减低，肌电图有失神经支配现象。

三、治疗

（一）中药治疗

中医学认为本病因风寒阻络、热毒浸淫所致，治疗以散寒通络、清热、解毒、生津为主。

1. 热毒伤津

【主症】突然出现肢体瘫痪，四肢末端麻木，壮热面赤，烦渴引饮，汗出恶热，脉洪大有力。

【治法】清热生津。

【方药】白虎汤加减。石膏、知母、金银花、连翘、生地黄、麦冬、当归、白芍等。

【方解】重用石膏辛甘大寒，止渴除烦，清热而不伤阴；知母苦寒质润，可滋阴润燥，救已伤之阴津，以止渴除烦；石膏配知母相须为用，清热除烦、生津止渴之力尤强，为治疗气分大热之最佳配伍；金银花、连翘疏散风热，清热力佳；生地黄清热凉血，有生津之效；麦冬生津益胃；白芍敛阴止汗。诸药合用，有良好的清热生津之效。

2. 风寒阻络

【主症】肢体瘫痪，恶寒肢冷，身体困倦，舌质淡，苔薄白，脉弦滑。

【治法】散寒通络。

【方药】附桂四物汤加减。附子、桂枝、熟地黄、巴戟天、杜仲、柴胡、肉苁蓉等。

【方解】附子补火助阳；桂枝温通经脉，助阳化气；熟地黄甘温味厚，入肝肾，质润滋腻，为滋阴补血之要药；巴戟天、肉苁蓉补肾阳；杜仲补肝肾，强筋骨；柴胡升举阳气。诸药合用，有通络散寒之效。

3. 脾胃亏虚

【主症】四肢瘫痪，下肢为甚，肌肉疼痛，手足肿胀，甚则痿弱，舌质淡，苔白腻，脉细无力。

【治法】健脾益肾，活血通络。

【方药】复方马钱子汤。附子、熟地黄、巴戟天、肉苁蓉、丹参、白芍、当归、苍术、马钱子等。

【方解】马钱子通络止痛；苍术祛风散寒，有健脾之效；附子补火助阳；熟地黄填精益髓，为滋阴补血之要药；巴戟天、肉苁蓉补肾阳；当归、白芍补血活血，调经止痛。诸药合用，有健脾益肾、活血通络之效。

（二）针灸治疗

1. 毫针治疗

【处方】取夹脊、肩髃、曲池、合谷、尺泽、鱼际、环跳、秩边、阳陵泉、足三里、太溪、解溪等穴。

【方解】本病病变部位在神经根，应以夹脊穴为主，肢体远端穴位为辅助穴位。肩髃穴浅层有锁骨上外侧神经、臂外侧上皮神经分布，深层有腋神经分支走行；曲池穴浅层布有前臂后皮神经，深层有桡神经走行；合谷穴浅层布有桡神经浅支，深层有尺神经深支的分支走行；尺泽穴浅层有前臂外侧皮神经走行，深层有桡神经走行；鱼际穴浅层有正中神经及桡神经分布，深层有正中神经肌支及尺神经肌支走行；环跳穴深层有坐骨神经走行；阳陵泉穴浅层布有腓肠肌外侧皮神经，深层有腓总神经的分支；足三里穴浅层有腓肠外侧皮神经走行；解溪穴深层有腓神经走行。均可治疗下肢痿痹、足踝肿痛、足下垂等下肢病症。

【操作】肩髃穴直刺0.8~1.5寸，曲池、阳陵泉穴直刺1.0~1.5寸，尺泽穴直刺0.8~1.2寸，鱼际穴直刺0.5~0.8寸，环跳穴直刺2~3寸，足三里穴直刺1.0~2.0寸。每个穴位均应产生针感，1次/d，30min/次,。

2. 电针治疗

【处方】夹脊穴、肩髃、曲池、合谷、尺泽、鱼际、环跳、秩边、阳陵泉、足三里、太溪、解溪等穴。

【方解】电针刺激神经走行的相应腧穴肩髃（锁骨上外侧神经、臂外侧上皮神经和腋神经）、曲池穴（前臂后皮神经和桡神经）、合谷（桡神经和尺神经）、尺泽（前臂外侧皮神经和桡神经）、鱼际（正中神经和桡神经）、环跳（坐骨神经）、解溪（腓神经）等，调控损伤局部微环境，降低继发性损害，促进神经功能恢复，进而提高急性炎症性脱髓鞘性多发性神经病的治疗效果。

【操作】将导线分别连接在同侧穴位上，选用疏密波，电流量以患者耐受为度，1 次/d，30min/次。

第十二节　带状疱疹

一、定义及病因

带状疱疹是由水痘–带状疱疹病毒（varicella-zoster virus，VZV）影响神经和皮肤的感染性疾病，病毒经原发感染后潜伏于脊髓后根神经元或脑神经的感觉神经节内，当感染、感冒或免疫力低下时，病毒繁殖并借助神经系统转移至皮肤引起疱疹，皮疹呈带状分布。带状疱疹患者从出皮疹至结痂过程具有一定传染性，带状疱疹皮疹破损处含有高浓度的水痘–带状疱疹病毒，以气溶胶形态传播，易感人群可感染。带状疱疹如果未能得到及时有效的治疗，易出现后遗神经痛。带状疱疹中医学中属于"蛇串疮""缠腰火丹""蛇丹""蜘蛛疮"等范畴。

二、诊断

（1）病初有前驱症状，发热，倦怠，全身不适 3~4d，随后成群出现绿豆大的小水泡，基底色红，带状分布，融合后干燥结痂或化脓坏死，一般 7~10d 疱疹消失。

（2）疱疹通常发生在身体的一侧，沿神经呈带状分布，好发病位依次为肋间神经、三叉神经（眼支为主），腰、骶、颈脊神经分布区。各簇水疱间皮肤正常，病变部位呈刀割或烧灼样疼痛，还会出现痛觉过敏。

（3）水疱可发生于头面部、颈、胸、腹部及四肢。

三、治疗

中医学认为，本病主要是因起居不慎，毒邪外侵；饮食不节，脾失健运，湿热内生；或因情志不遂，肝气郁结，气滞血瘀所致。络脉瘀滞，不通则痛，多在于肝经郁热、湿毒壅盛、气滞血瘀，属本虚标实之证。

（一）中药治疗

1. 肝经郁热

【主症】皮疹鲜红，灼热刺痛，疱壁紧张，集簇成群，口苦咽干，烦躁易怒，小便短赤，大便干结，舌质红，苔黄或黄腻，脉弦数。

【治法】清肝泻火，凉血解毒。

【方药】龙胆泻肝汤加减。龙胆草、黄芪、栀子、泽泻、木通、车前子、当归、生地黄、柴胡、甘草等。发热者，加水牛角粉、绿豆衣、银花；口苦咽干者，加麦冬、桔梗；大便秘结者，加炒枳壳、酒大黄（后下）。

【方解】龙胆草泻肝胆实火与湿热；黄芩、栀子苦寒泻火，燥湿清热；泽泻、木通、车前子渗湿泄热；当归、生地黄养血滋阴，使邪去而阴血不伤；柴胡疏畅肝胆之气；甘草调和诸药，护胃安中。火降热清，湿浊得利，诸症得愈。

2. 脾虚湿蕴

【主症】皮疹淡红，疱壁松弛，易溃烂或糜烂，有渗液，纳呆，脘腹胀满，大便溏，舌淡胖，苔白腻，脉沉缓而滑。

【治法】健脾化湿，清热解毒。

【方药】除湿胃苓汤加减。苍术、泽泻、陈皮、茯苓、白术、厚朴、猪苓、桂枝、甘草。糜烂渗出者，加六一散（荷叶包煎）、生地榆；纳呆者，加神曲、炒麦芽、炒谷芽；腹胀便溏者，加大腹皮、炒枳壳、木香。

【方解】苍术燥湿健脾，疏散风寒之邪；厚朴健脾燥湿，行气消积；陈皮顺气化痰，燥湿健脾；甘草行气健脾，气机通利则水湿运化；白术健脾益气，燥湿利水；泽泻泄热利水渗湿；猪苓、茯苓利水渗湿；桂枝发汗解表，温通经脉。诸药共奏燥湿健脾之功效。

3. 气滞血瘀

【主症】年老体弱者，疱疹基底暗红，疱液为血水，剧痛难忍，皮疹消退后刺痛不止，精神萎靡，夜卧不安，舌质紫暗，有瘀斑，苔白，脉弦细。

【治法】活血化瘀，通络止痛。

【方药】桃红四物汤。生地黄、当归、白芍、川芎、桃仁、红花。疼痛不止者，加蜈蚣、全蝎、乳香、没药；头晕目眩者，加茺蔚子、蔓荆子；皮疹发于上肢者，加片姜黄、桑枝；皮疹发于下肢者，加牛膝、木瓜；皮疹发于腰骶者，加炒杜仲、续断。

【方解】川芎、当归可祛瘀活血；白芍、生地黄可活血凉血，补血清热；红花和桃仁可活血化瘀。

（二）电针治疗

【处方】皮损相对应的夹脊穴（三个或更多）及阿是穴。

【方解】病变在脊髓后根神经节，电针夹脊穴，疏通督脉经络，调理脏腑气血，调节脊神经兴奋性，修复神经元功能，加速血液循环，电针病变局部阿是穴可消炎镇痛，促进疱疹愈合。"腧穴所在，主治所及"，在疱疹局部围刺，可沟通局部经络和皮部之间的联系，引导"气至病所"，疏通经络，改善气血运行，通则不痛。

【操作】舒适体位下，常规消毒，夹脊穴斜刺进针，针尖指向脊椎方向；阿是穴采用围刺法，以病损或疼痛明显处为中心。针刺得气后，连接电针仪，正极连接皮损相对应的同侧夹脊穴，负极连接局部疼痛位置，选用密波，电流量以患者耐受为度，1 次/d，30min/次，5 次后休息 2d。

第十三节　幻肢痛　残肢痛

一、定义及病因

（一）幻肢痛

幻肢痛是截肢术后已截除的肢体发生的幻觉疼痛，疼痛多出现在断肢的远端，疼痛性质有电击样、切割样、撕裂样、灼痛、压榨痛、针刺样痛、捻绞痛、痉挛痛和搏动性痛，可持续数秒钟至几个小时不等。幻肢痛一般会随时间延长而减弱或消失，但如果幻肢痛持续 6 个月以上，则改善的可能性很小，长期的幻肢痛会对患者工作、生活、睡眠、心理造成严重的影响。除疼痛之外，还会出现"截肢综合征"，表现为抑郁、焦虑、强迫症等心理障碍。身体其他部位的切除也可诱发幻肢痛，如乳房、牙、舌等。幻肢痛是一种神经病理性疼痛，发病机制可概括为截肢后皮质重组不适应或大脑控制该肢体区域功能活动保留，其发生可能与感觉传入的各个环节的病变有关，如外周感受器、感觉传入纤维、脊髓传导通路、丘脑、皮质，还与心理因素密切相关。

（二）残肢痛

残肢痛是截肢术后肢体断端的剧烈疼痛，残肢断端非常敏感，轻触即可引起剧痛，其性质多为发作性电击痛与持续性痛、刺痛、跳痛或烧灼痛。情绪激动、有噪音和（或）天气变化时也会加剧。发作性痛可见于神经末梢的神经瘤，是神经末梢受刺激所引起的。持续性痛是交感痛，会由断端向近端并向躯干放散。残肢痛主要由神经切断部位形成的神经瘤引起，其发生的上升性神经炎以及残肢近端的神经干生长进入残肢疤痕组织时的刺激也会引发疼痛。

二、治疗

中医学认为，截肢术后伤及经脉，气血不能周流全身，气血运行不利，瘀阻不通而痛；正气夺而虚，筋脉失养而痛；忧思郁怒，气滞血瘀而痛。

（一）中药治疗

【主症】此病为瘀血阻络型。主要症状为幻肢痛呈针刺或刀割样，部位固定不移或攻冲窜痛，夜间尤甚，随病程时间延长，症状加重，舌暗紫或有瘀斑、瘀点，脉弦或涩。

【治法】益气，活血，止痛。

【方药】参芪四物汤加减。熟地黄、当归、白芍、党参、川芎、黄芪、白术、甘草、枣仁、五味子、元胡。亦可用中药熏洗法，选取舒筋活血洗方加减。

【方解】参芪四物汤中熟地黄滋阴养血；当归养血活血；白芍柔肝理血；党参补气益脾；川芎养血活血止痛；黄芪补气助阳固表；白术健脾燥湿；甘草补益中气，调和诸药；芪、术、草补脾益气，以资生血之源；枣仁、五味子补心安神；元胡活血，利气，止痛。如此则阳生阴长，气旺血生，行益气、活血、止痛之功效。

舒筋活血洗方中伸筋草、独活祛风除湿，舒筋活络；海桐皮祛风通络；秦艽祛风除湿，舒筋通络；钩藤熄风定惊，清热平肝；川红花、当归补血祛瘀，通络止痛；乳香、没药活血，化瘀，止痛。诸药合用，能发挥活血舒筋、行气祛瘀、宣通经脉、消除肿痛的效果。中药材煎煮后产生的蒸汽，在热力作用下使皮肤表层吸收药物，逐渐渗透至关节、腠理。热效应能刺激体表神经感受器，破坏原有的病理反射，形成新的反射，从而发挥治疗作用。

（二）针灸治疗

1. 巨刺疗法

【处方】上（下）肢残（幻）肢痛取健侧和同侧下（上）肢的相应穴位。

【方解】《灵枢·官针篇》述："巨刺者，左取右，右取左。"《素问·离合真邪论》云："气之盛衰，左右倾移，以上调下，以左调右。"经络本身上下相连、左右贯通，气血流通亦相互为应，因而采用巨刺疗法调整气血的偏盛偏衰，又能行气调气、活血化瘀，使气血流通趋于平衡统一。

【操作】针用泻法，1 次/d，30min/次，5 次后休息 2d。

2. 头针疗法

【处方】取病变对侧头部感觉区相应部位。

【方解】截肢后正常进入脊髓的痛觉非特异传导通路的抑制性冲动减少，皮层感觉区兴奋性异常增高导致幻肢痛，头针感觉区可抑制该区的异常兴奋性增高，可快速止痛。

【操作】头针快速捻转，200 下/min，1~2 min/次，重复 3 次，中间休息 8 min。

3. 电针治疗

【处方】取病变肢体相对应夹脊穴（三个或者更多），残臂断端阿是穴。

【方解】电针是毫针与电生理效应的结合，能有效提高脊髓的痛觉非特异传导通路的抑制性冲动数量，加上密波，可达到止痛效果。

【操作】常规消毒，针刺得气后，连接电针仪，正极连接病变相对应夹脊穴，负极连接残肢断端阿是穴，选用密波，电流量以患者耐受为度，1 次/d，30min/次，5 次后休息 2d。

四、病案举隅

王某刚，男，47 岁，2021 年 4 月 18 日来医院门诊就诊。主诉：左侧残肢痛两月余。该患者于 2021 年 2 月 17 日晚间煤矿井下作业时，不慎将左上肢卷入机器中，造成左侧上肢离断。2月18日于医院进行手术治疗后回家，静养期间残肢断端剧烈疼痛，夜不能寐，痛苦不堪，来医院门诊求治。

【辅助检查】胸部CT及肩关节X线显示左侧上肢肩胛骨、锁骨缺损。

【中医诊断】"痹病"气虚血瘀之证。

【西医诊断】幻肢痛。

【针灸取穴】头针取右侧感觉区，上肢全离断截肢相对应夹脊穴，残肢端阿是穴。采用巨刺疗法，取健侧和同侧下肢的相应穴位。

【方解】幻肢痛可能与截肢后神经系统体系内正常进入脊髓的痛觉非特异性传导通路抑制性冲动减少有关，以致痛觉的兴奋性增高，针刺与电针有效提高了抑制性冲动数量与传导，达到减痛作用。

【操作】常规消毒，针刺得气后，连接电针仪，正极连接病变相对应夹脊穴，负极连接残肢断端阿是穴，选用密波，电流量以患者耐受为度，1次/d，30min/次，5次后休息2d。

【治疗效果】针灸治疗前患者左侧离断肢体幻肢疼痛剧烈，一夜疼醒数次，经过两周针灸治疗之后，一夜疼醒一次。

第四章 脊柱及脊柱相关性神经系统疾病

脊柱是人体中轴骨,上接颅骨,下达尾骨,是人体的支柱。脊柱维持稳定的多节动态椎骨、椎间关节、椎间盘及椎周的肌腱、韧带与肌肉结构紧密连结,构成人体复杂的动态三维平衡力轴。姿势不正、不良生活方式、过度劳累会显著改变脊柱的生理曲度,导致脊柱力学的失衡。

脊柱相关疾病是指颈、胸、腰椎的椎骨、关节、椎间盘及脊椎周围软组织遭受损伤或退行性改变,脊柱稳定性下降,在一定诱发因素下,脊柱变形,椎间关节错位,椎间盘移位或变性,韧带功能下降发生挛缩、钙化或无菌性炎症或骨质增生等,直接或间接对脊神经、交感神经和相应血管产生刺激或压迫,引起一系列相应内脏器官的临床症状和体征,也称为脊柱源性疾病。

脊柱与其周围软组织形成了一个力学平衡系统,其中椎间关节、椎间盘、韧带之间的紧密连接产生内平衡,附着在脊柱周围肌肉相互作用产生外平衡。人体正常运动时,头颅、躯干、四肢产生的冲击效应通过脊柱缓冲。

急慢性损伤会破坏其力学内外平衡,造成脊柱失稳,最先是以脊柱形态改变、脊柱小关节紊乱为主,之后再逐渐发展为脊柱生物力学变化,从而产生无菌性炎症、水肿、粘连等。这种失衡的后果不仅涉及骨骼肌肉系统和神经系统,还牵连消化系统、内分泌系统、心血管系统,给人体带来整体连锁反应,产生多种脊柱源性疾病。这些病症与脊柱失衡密切相关,所以恢复脊柱力学平衡是关键。

第一节 脊柱小关节紊乱

一、定义及病因

脊柱小关节紊乱是由外伤闪挫、长期姿势不良、肝肾阴亏或气血失和、筋脉失养所致的颈椎、胸椎或腰椎小关节的解剖学位置改变，表现为疼痛和活动障碍为主症的一系列综合征。中医学中属于"筋出槽""骨错缝"范畴。

其发病机制为长期姿势不良或者劳累，以及突然扭身取物，导致脊柱肌肉不协调地收缩，致使脊柱小关节位置紊乱，这时滑膜会被吸入关节间隙形成嵌顿，关节突关节错缝不能复原，从而对滑膜产生挤压，造成充血肿胀和局部无菌性炎症，刺激脊神经后支的神经末梢，进一步引发疼痛和反射性肌肉痉挛。

二、诊断

（一）临床表现

（1）颈部、胸背部、腰部疼痛僵硬伴麻木和无力感，肌力减退，活动受限。

（2）突然因外力引起脊柱过度前屈或背伸，或长期弓背、低头工作。

（3）棘突偏歪或高突，棘突或邻近部位有压痛，棘突间隙变化，可触及紧张痉挛的肌肉或条索状结节。

（4）可能伴有内脏植物神经功能紊乱，如坐卧不宁、胸闷、呼吸不畅等症状。

（二）辅助检查

脊柱 X 线片显示各棘突偏歪，关节突关节间隙双侧不对称，椎体间隙宽度不等，椎体旋转（双边征或椎板不对称），椎体向患侧凸出，脊柱生理曲度改变或脊柱侧弯，小关节增生退变，骨质增生，患处椎间孔变小。CT 或 MRI 排除腰间盘突出、椎管狭窄、脊柱滑脱、炎症、肿瘤等疾患。

三、治疗

中医认为经脉不通、筋骨不和、血气瘀滞、骨位错缝是本病的病机。

（一）中药治疗

【主症】此病为气滞血瘀型。主要症状为脊痛、胸肋痛、颈肩痛，伴活动受限、心慌、心悸、失眠，舌暗红或有瘀斑，脉涩或弦紧。

【治法】行气，活血，通络，祛瘀。

【方药】血府逐瘀汤加减。桃仁、红花、当归、生地黄、川芎、赤芍、牛膝、桔梗、柴胡、枳壳、甘草。疼痛明显，加青皮、三七粉、乳香；疼痛向颈项部放射，加葛根、姜黄；向腰背部放射，加狗脊、杜仲。

【方解】桃仁破血、行滞、润燥；红花活血、祛瘀、止痛；赤芍、川芎活血祛瘀；牛膝能祛瘀血，通血脉，并引瘀血下行，瘀热不上扰；生地黄清热凉血，滋阴养血；合当归养血，祛瘀不伤正；合赤芍清热凉血，以清瘀热；桔梗、枳壳，一升一降，宽胸行气；柴胡疏肝解郁，升达清阳，与桔梗、枳壳同用，尤善理气行滞，气行则血行；甘草调和诸药。诸药合用使血活、使瘀化、使气行。

（二）电针治疗

【处方】患处夹脊穴3对。

【配穴】胸椎病变取大椎、身柱、至阳、后溪、内关、背俞穴、阿是穴；腰椎病变取肾俞、大肠俞、后溪、委中。

【方解】针刺夹脊穴可以直接作用于神经根，以上穴位具有活血化瘀、镇痛解痉的作用，配合电针可以促进消炎，提高脑内5-羟色胺、乙酰胆碱和吗啡的含量，提高痛阈。可有效改善骨关节功能，促进预后。

【操作】常规消毒，针刺得气后，连接电针仪，将患处三对夹脊穴正负极交叉连接，选用疏波，电流量以患者耐受为度，1次/d，30min/次，5次后休息2d。

第二节　颈椎病

一、定义及病因

颈椎病是由颈椎长期劳损致使椎关节之间松动失稳、椎间盘脱出、骨质增生、骨刺形成，继发椎管狭窄及韧带增厚等病理改变，压迫颈髓、椎动脉、神经根，及因异常刺激交感神经诱发的一系列临床功能障碍综合征。本病属中医学"项痹""颈项僵痛""颈肩痛""痹证"范畴。

临床表现主要为颈肩部酸痛、活动受限、手臂麻木、眩晕等。临床分型可将颈椎病分为颈型颈椎病、神经根型颈椎病、脊髓型颈椎病、椎动脉型颈椎病、交感神经型颈椎病、食管压迫型颈椎病及混合型颈椎病。其中颈型颈椎病症状较轻，是发病早期常见症型，神经根型颈椎病的发病率较高。

二、诊断

（一）颈型颈椎病（软组织型）

颈型颈椎病（软组织型）是长期的伏案低头、不良姿势等使颈部肌肉、韧带急慢性损伤、椎间盘退化、小关节错位，加之风寒侵袭，导致颈部神经受到压迫所致。

1. 临床表现

颈部活动受限，关节弹响，颈项强直，颈、肩、背等部位疼痛（颈椎旁肌或斜方肌、胸锁乳突肌、冈上肌、冈下肌压痛）或者僵硬沉重，反射性肩臂手疼痛、胀麻。晨间或晨起时发病，可自然缓解和反复发作。

2. 辅助检查

X线检查可见颈椎曲度变直，颈椎骨质增生。

（二）神经根型颈椎病

神经根型颈椎病是椎间盘突出、关节突及钩椎关节松动移位、骨质增生或骨赘形成，在椎管内或椎间孔处刺激和压迫颈神经根所致。好发于 $C_{5\sim6}$ 和 $C_{6\sim7}$。发病机制为神经根机械压迫和炎性刺激。

1. 临床表现

肩颈和上肢放射性疼痛伴有手部麻木、不灵活、乏力，颈肩活动受限，严重者出现感觉异常、肌肉萎缩、肌力减退、神经根性痛。

2. 影像学提示

颈椎生理曲度异常，解剖位置改变，椎间孔狭窄，颈椎移位，椎体后缘及钩椎关节增生，臂丛牵拉试验、压颈试验、椎间孔挤压试验阳性。

（三）脊髓型颈椎病

脊髓型颈椎病是由椎间盘突出、韧带骨化、颈椎失稳或畸形、生物力学改变导致颈椎脊髓受压或缺血，出现感觉、运动、反射障碍等一系列神经症状和体征，双下肢的肌力减弱是诊断的重要表现。X 线可见椎管有效矢状径减小、椎体后缘明显骨赘形成、后纵韧带骨化。此型出现较少。

（四）椎动脉型颈椎病

椎动脉型颈椎病是由各种机械性或动力性因素导致椎动脉或颈部交感神经长时间遭受刺激或压迫，血管变得狭窄折曲，造成椎-基底动脉供血不足的一类综合征。主要症状为发作性眩晕、头痛、复视及眼震、猝然摔倒、神经衰弱等，基本不伴有椎动脉系统以外的症状。本病属中医学"眩晕"范畴，中医辨证也按眩晕论治。

（五）交感神经型颈椎病

交感神经型颈椎病是在颈项肌痉挛、颈椎骨质增生、椎间盘退行性变及颈椎小关节钙化增生等病理基础上引起的颈椎失稳和继发性病理改变，表现为眩晕、恶心、呕吐、胸闷不适等一系列以交感神经紊乱为主要症状的综合征。中医学中属于"项痹""骨痹""眩晕""心悸"等范畴。

1. 临床表现

交感神经兴奋的症状，包括头晕、头痛、枕部痛、视物模糊、眼窝胀痛、心跳加快、血压升高等。或者是交感神经抑制的症状，包括心动过缓、血压偏低、胃肠蠕动增强、嗳气等。体征为病变颈椎棘突下和（或）棘突旁压痛。

2. 影像学显示

颈椎生理曲度消失，椎间隙变窄，有骨质增生或韧带钙化，颈椎节段性不稳定。

（六）食管型颈椎病

食管型颈椎病是指由于颈椎前缘巨大骨赘挤压食道并对食道的蠕动运动造成明

显影响，以吞咽困难为临床特征的颈椎病。

1. 临床表现

无明显诱因下出现咽部不适、异物感或者吞咽困难，屈颈进食时症状可缓解，重者出现饮水困难，病久伴消瘦。少数患者还伴有恶心、反酸、呕吐、颈肩部疼痛、酸胀不适、僵硬、上肢放射痛、手指麻木、颈椎活动受限等症状。极少患者出现喘鸣、呼吸困难、胸闷、气急、阻塞性睡眠呼吸暂停综合征、声带麻痹。

2. 影像学提示

颈椎正侧位 X 线显示椎体不同程度的骨质增生，椎体前缘形态各异的骨赘（多呈鸟嘴样，部分有骨桥形成）；食管钡餐造影是诊断食管型颈椎病的金标准，当吞咽钡餐时，在颈段食管正位上常常可见小的充盈缺损，侧位则可见食管后壁单发或多发弧形压迹；颈椎 MRI 可见 $C_{4~5}$ 椎间盘前方巨大骨赘压迫咽后壁，椎间盘退变，脊髓无明显受压。

三、治疗

中医学认为，患者多因长期慢性累积性劳损或外伤，风寒湿邪侵袭肌体，致使颈部"筋、骨、肉"失荣养，筋骨错败，瘀阻经络，不通则痛，久则腠理亏虚，气血不足，气滞血瘀。以通络活血、行气止痛、缓解肌肉痉挛为主。此处主要论述神经根型颈椎病的中药治疗。

（一）中药治疗

1. 气滞血瘀

【主症】酸胀刺痛，上肢麻木，心悸气短，体虚乏力，舌淡苔少，脉细弱。

【治法】活血行气，祛风除湿，除痹止痛。

【方药】身痛逐瘀汤。川芎、桃仁、红花、当归、秦艽、羌活、没药、五灵脂、香附、牛膝、地龙。

【方解】桃仁活破血行滞，红花活血祛瘀；川芎、当归、没药、五灵脂等以增强活血祛瘀之功；牛膝活血祛瘀，引血下行；秦艽、羌活、地龙祛风通络，宣痹止痛；

香附理气以助行血。全方共奏活血行气、祛风除湿、痛痹止痛之功，临床常以本方辨证加减治疗颈椎病之气滞血瘀型，并取得良好的疗效。

2. 肝肾亏虚

【主症】颈椎活动不利，颈部肌肉紧张疼痛，俯仰转侧无力，经筋痿软，筋骨不坚，不能承重。

【治法】滋补肝肾。

【方药】六味地黄丸。熟地黄、山茱萸、怀山药、泽泻、牡丹皮、茯苓。

【方解】本方重用熟地黄为君，滋阴补肾，填精益髓；山茱萸补养肝肾，怀山药补脾益肾，共为臣药；茯苓、泽泻共泻肾浊；牡丹皮清泻虚热。诸药合用，三补三泄，以补为主，能补肝脾肾三脏之阴，而以补肾阴为主，主治肝肾阴虚证。颈椎病多属本虚标实证，本虚为肝肾气血亏虚，因此治疗肝肾亏虚型颈椎病，可予六味地黄丸辨证加减治疗。

3. 寒湿痹阻

【主症】颈肩部重着疼痛，活动不利，感受风寒而发病，肢体酸冷，得温则舒，上肢有沉重感，体倦乏力，肢端麻木疼痛，四肢拘急，或者肌肉萎弱，指趾麻木，舌苔白腻，脉沉迟。

【治法】解肌发表，生津舒筋。

【方药】桂枝葛根汤。桂枝、芍药、生姜、大枣、甘草、葛根。

【方解】以具有解肌祛风、调和营卫功用之桂枝汤配伍葛根，其寓意有三：一是葛根升阳发表，助其发表解肌；二是葛根能宣通经气，解经脉气血之郁滞；三是葛根生津液，鼓舞阳明津液布达，以缓解经脉之拘急。

（二）针灸治疗

1. 毫针治疗

【治法】平补平泻法，透穴刺法。

【处方】颈夹脊、大椎、风池、风府、肩中俞、肩外俞、天宗、臑俞、曲池、曲泽、大陵、劳宫、液门、中渚、合谷、后溪及阿是穴。

【方解】透穴刺法是指从一穴刺入，使针尖到达另一穴，达到一针二穴或一针多穴。其可有效刺激每个穴位，梳理气机，疏导人体经络，使气血运行畅通，激发正气驱邪外出。

【操作】穴位常规消毒，风池透风府、肩中俞透肩外俞、天宗透臑俞、曲池透曲泽、大陵透劳宫、液门透中渚、合谷透后溪，针刺得气后留针30min，5min行针1次，1次/d，5次后休息2d。

2. 电针治疗

【处方】病变节段的三对夹脊穴。

【配穴】风池、臂臑、肩井、曲池、合谷、天柱、阿是穴。

【方解】针刺颈夹脊穴能提高外周神经机械性痛阈，调节神经细胞自噬，还可促进椎旁软组织收缩，椎间结构改变，抑制炎性因子的释放，促进其消退，改善受累颈神经根周围微循环，减轻疼痛。以上相配穴位还能缓解肩颈部与上肢疼痛、手部麻木、肌肉紧张等症状。

【操作】针刺得气后，将三组正负极交叉连接，选用疏波，电流量以患者耐受为度，观察到负极肌肉节律性跳动即可。1次/d，30min/次，5次后休息2d。

四、体会

大部分颈椎病针刺治疗效果较好，如不能针刺治疗，中药治疗效果也较理想。

颈椎病在临床上常见几型夹杂，但夹脊电针对这几型均有效，选用疏波，脊髓型效果差，即使治疗一段时间后效果好，也易复发。

第三节　腰椎间盘突出症

一、定义及病因

腰椎间盘突出症是腰椎间盘退变，外力作用及长期不良姿势导致纤维环变性，髓核突出刺激或压迫神经根、马尾神经所引起的一种临床综合征。多与劳动姿势不当、抬物过重、外力压迫、牵拉和扭转等慢性劳损及其他综合因素相关。发病部位多为L_{4-5}与$L_5 \sim S_1$。本病属中医学"腰腿痛""痹证""伤筋病"等范畴。

二、诊断

1. 临床表现

既往有慢性腰痛史，急性发作时表现为腰痛或沿腰骶神经区域分布的下肢反射性疼痛（坐骨神经痛），疼痛可随腹压升高而加重，休息后缓解；下肢感觉异常及皮肤浅感觉减弱，瘫痪及大小便失禁。

2. 神经系统查体

患者脊柱两旁深压痛，并向下肢放射，腰部活动受限，神经根张力试验（＋），或SLRT 及其加强试验（＋），或跟臀试验（＋），或直腿抬高试验和加强试验（＋），或股神经牵拉试验（＋）。

3. 辅助检查

X 片提示可有脊柱侧弯、腰椎退行性改变；CT 显示髓核异位、边界模糊、椎间盘突出、后缘锐角，突出位置集中在椎间盘边缘正中位置；MRI 显示髓核突出至低信号纤维环外侧，椎体上缘与下缘存在压迹现象。

三、治疗

中医学认为，此症多由风寒湿邪侵犯腰部，致使筋脉失养、气血凝滞，或筋脉闭阻、劳损闪挫，久而气血不足，肝肾亏虚，故而犯病。

（一）中药治疗

1. 气滞血瘀

【主症】腰痛明显，有压痛，痛处固定拒按，夜间痛甚；腰部板直僵硬，俯仰转侧困难，向下肢放射，咳嗽、大笑时症状加重，肌肉萎缩，强迫体位，舌质紫暗，或有瘀点瘀斑，脉弦数或细涩。

【治法】补气活血，通络止痛。

【方药】身痛逐瘀汤加减。当归、川芎、赤芍、桃仁、红花、乳香、没药、苏木、骨碎补、羌活、独活、怀牛膝、地龙、香附、谷芽、麦芽、甘草。

【方解】桃仁破血行滞；红花活血祛瘀；川芎、赤芍、当归、没药等以增强活血祛瘀之功；怀牛膝活血祛瘀，引血下行；羌活祛风通络，宣痹止痛；香附理气，以助行血。

2. 肝肾阴虚

【主症】腰腿疼痛久治不愈，症状反复发作，患者筋骨萎软，疼痛喜按，劳累后症状加重，侧卧休息时症状减轻，腿部发麻有冷感，或伴有下肢肌肉萎缩，耳鸣耳聋，舌淡苔白，脉弦细，尺脉弱。

【治法】补益肝肾，调和气血。

【方药】独活寄生汤。独活、桑寄生、杜仲、牛膝、细辛、秦艽、茯苓、肉桂心、防风、川芎、人参、甘草、当归、芍药、干地黄。

【方解】独活长于祛下焦风寒湿邪而除痹痛，为君药；细辛发散阴经风寒和筋骨风湿；防风、秦艽祛风胜湿，活络舒筋；肉桂心温里祛寒，通行血脉。细辛、防风、秦艽、肉桂，此四药助君祛风胜湿，宣痹止痛，共为臣药。桑寄生、牛膝、杜仲补肝肾，壮筋骨；川芎、当归、芍药、干地黄养血活血；茯苓、人参补气健脾，共为佐药；甘草调和诸药，为使药。诸药合用，除风寒湿邪，气血充盛，肝肾强健，诸症自愈。

3. 风寒痹阻

【主症】腰腿冷痛，遇寒或阴雨疼痛加重，患者感觉腰膝或肢体发凉，静卧不减，得温痛减，肢体困重，转侧不利，舌苔白腻，脉沉而迟缓。

【治法】祛风除湿，蠲痹止痛。

【方药】蠲痹汤加减。羌活、独活、姜黄、防风、黄芪、当归、川芎、桑枝、白芍、细辛、怀牛膝、桂枝、谷芽、麦芽、生姜、大枣、甘草。

【方解】黄芪、当归、川芎、白芍益气养血；防风、羌活祛风散寒，胜湿止痛；姜黄辛散温通；桂枝、桑枝通阳散寒；甘草、生姜、大枣调和营卫。

4. 湿热侵络

【主症】腰膝腿足重着疼痛，呈灼痛胀痛，口渴，肢体或心中烦热，遇热或阴雨天则疼痛和烦热感加重，恶热，汗出黏腻甚或色黄染衣，口干或口中黏腻不爽，小便短赤，大便不畅，舌质红，舌苔黄腻，脉濡数。

【治法】清热利湿，通络止痛。

【方药】四妙散加味。苍术、黄柏、牛膝、薏苡仁、防己、萆薢、木瓜、续断、当归。湿重者加牛膝、土茯苓；热重者加茵陈、泽泻；麻痹明显者加蜈蚣、全蝎。

【方解】苍术、黄柏、薏苡仁化湿清热；防己、萆薢、木瓜利湿通络；牛膝、当归活血通络，其中牛膝和续断有强腰作用。

（二）电针治疗

【处方】病变节段的夹脊穴 3 对。

【配穴】疼痛沿着下肢后侧放射痛的膀胱经者，取秩边、委中；疼痛沿着下肢侧面放射痛的胆经者，取环跳、阳陵泉。

【方解】夹脊穴是脊神经所在之处，针刺腰夹脊穴直接刺激相应腰神经。夹脊穴有良好的脊柱功能调整作用，针刺夹脊穴可减轻因脊柱周围软组织损伤造成的腰椎不稳和腰椎不稳引起的腰椎间盘压力增大。在针灸以及弱电场的双重作用下，肌肉受到规律脉冲的电刺激，产生节律性的收缩和松弛，有利于松解粘连，改善突出物和神经根的关系，减轻压迫，改善病变局部的血液循环，加速组织细胞间的代谢，促进炎性物质的转运和降解，有助于神经根水肿的消散，缓解肌痉挛，减轻疼痛。

【操作】患者俯卧位，常规消毒，针刺得气后，将病变节段 3 对夹脊穴正负极交叉连接，选用疏波，电流量以患者耐受为度，观察到负极肌肉节律性跳动即可。1 次/d，30min/次，5 次后休息 2d。

四、体会

临床治疗腰间盘突出症效果很好。临床很多时候不是单一病变，往往腰椎间盘突出伴有椎管狭窄，其治疗时间相对较长，另外病情较重的需要治疗 2~4 个疗程。

第四节　椎管狭窄

一、定义及分型

椎管狭窄是指因先天软骨发育不全导致椎弓根长度及间距过短，或后天椎间盘、小关节和黄韧带退行性变导致椎管内径减小，刺激和压迫脊髓、脊神经而引起一系列临床症状。椎管狭窄好发于腰椎，其次为颈椎。

（一）颈椎椎管狭窄症

颈椎椎管狭窄症是因先天椎管发育不良或后天颈椎间盘退行性变、椎间不稳继发关节突增生、后纵韧带骨化、黄韧带皱褶松弛、椎体骨突形成，在颈椎椎管的一个或多个平面形成狭窄，导致相应空间减小，造成脊髓、神经受压，脊髓神经血供减少甚至被完全阻断，从而产生的一系列临床症状。

1. 临床表现

临床早期缺乏特异性症状，常表现为颈肩部疼痛、僵硬感，多数患者对此不够重视；中晚期常出现脊髓、神经压迫症状。

2. 神经查体

查体可见步态紊乱（行走不稳、行走似踩棉花感）、腱反射亢进、肌张力高、躯体及四肢感觉迟钝或消失、束带征、肌力下降等体征，严重者可出现二便异常、髌阵挛、踝阵挛及 Hoffmann 征、Babinski 征，甚至截瘫。

3. 辅助检查

X 片上椎管矢状中径与该锥体矢状中径的比值小于 0.75：1，诊断为发育型颈椎管狭窄症。CT 提示颈间盘突出、黄韧带肥厚、关节突增生、颈椎后纵韧带钙化（ OPLL ）、椎体骨赘形成等退行性改变或显示椎管横断面呈扁三角形、椎弓短小、椎板内陷等发育不良改变，测量其椎管矢状中径小于 10mm。MRI 显示椎管容纳空间减小，脊髓、神经受压，T_2 像上蛛网膜下腔间隙减小或消失，严重者呈"串珠样"改变。

（二）胸椎椎管狭窄症

胸椎椎管狭窄症是由先天发育性胸椎管狭窄或后天胸椎黄韧带骨化、后纵韧带骨化、胸椎间盘突出、椎体后缘骨赘及小关节增生、积累性劳损、代谢异常、炎症等因素导致胸椎管内有效空间减少，压迫脊髓或脊神经根引起的一系列胸髓压迫综合征。在脊椎椎管狭窄症中胸椎椎管狭窄症远较腰椎和颈椎少见，这主要与胸椎有胸廓的保护、稳定性要强于颈椎和腰椎、活动范围小及脊柱承受的应力小有关。因为胸椎的结构特殊，其生理性后凸导致胸髓缓冲空间极小，所以此类病人保守治疗通常无效，手术是唯一有效的治疗措施。

1. 临床表现

早期常以胸背部疼痛为主，胸腹部有束带感，下肢麻木无力、踩棉花感，肌张力增高，大小便失禁，鞍区感觉异常，不完全瘫痪；压迫累及下胸椎或上腰椎者，表现为下肢肌力及肌张力下降，腱反射减弱甚至消失，病理反射阴性等下运动神经元损害的体征，病情复杂者可表现出上、下运动神经元同时受累症状。胸椎管狭窄症常为多节段受累，常累及 4~8 个节段，部分患者多节段为跳跃型受累。

2. 辅助检查

X 线可显示退变增生，脊髓造影可显示脊髓是否完全梗阻。CT 检查可显示平面小关节增生内聚，椎体增生，黄韧带和后纵韧带骨化，椎管矢状径减小。MRI 检查可显示脊髓不同平面和范围受压，后纵韧带骨化清晰，T_2 加权成像受压脊髓信号加强，脊髓变细信号减弱。

（三）腰椎椎管狭窄症

腰椎椎管狭窄症是由黄韧带肥厚、小关节增生、腰椎间盘膨隆突出、骨性退变造成的神经根管、腰椎中央管、侧隐窝狭窄，椎间孔狭窄从而引起马尾、硬膜囊、神经根受压而出现相应的神经功能障碍，好发于 $L_{1~2}$，$L_{4~5}$ 节段。本病属中医学"痹证""腰痛"范畴。

1. 临床表现

神经源性间歇性跛行和腰腿痛，静息或休息时常无症状，行走一段时间后出现一侧或双侧腰酸、腰痛，下肢麻木、胀痛，被迫改变姿势或停止行走，蹲下或坐下休息片刻后，症状即可缓解或消失，部分患者随着病情加重会出现阴部感觉异常和大小便功能异常。

2. 辅助检查

数字化 X 线摄影的腰椎正侧位片可见椎体后缘增生、椎板间隙狭窄、椎间高度降低等退行性改变。椎管矢状径较正常明显狭小，或有腰椎关节突关节间隙变窄、骨赘形成，可伴有关节下骨质侵蚀、软骨下囊肿、关节突肥大等改变，甚至可见腰椎椎体滑脱。CT 检查可清晰显示关节突、侧隐窝、椎间盘和椎管内外的结构，特别是通过测量侧隐窝可诊断侧隐窝狭窄（侧隐窝前后径 4~5 mm 为临界状态，≤3 mm 为狭窄）。CT 脊髓造影可见"蜂腰状"缺损。MRI 检查可见脱出的椎间盘与肥厚钙化的黄韧带，在 T_1WI 和 T_2WI 均为低信号，压迫硬膜或马尾神经，严重者可见硬膜受压甚至变形、马尾神经移位、脑脊液堵塞等。

二、治疗

中医学认为，该病主要病机为肝肾亏虚、风寒湿邪瘀血阻络、气滞血瘀、营卫不得宣通以致腰腿痹阻疼痛。病位为脊柱正中。治疗以通督、益气活血、化瘀通络为原则。

（一）中药治疗

1. 气滞血瘀

【主症】面色㿠白少华，神疲乏力，腰痛不耐久坐，疼痛缠绵难愈，下肢麻木，舌质瘀紫，苔薄，脉弦紧。

【治法】通络化瘀，行气活血。

【方药】补阳还五汤。生黄芪、当归尾、赤药、地龙、川芎、红花、桃仁。

【方解】重用生黄芪，甘温大补元气，气旺血行，祛瘀通络，为君药；当归尾活血通络而不伤血，为臣药；赤药、川芎、桃仁、红花助当归尾活血祛瘀，为佐药；地龙通经活络，为佐使药。合而用之，则行气、通络、化瘀，诸症可愈。

2. 寒湿痹阻

【主症】腰腿部重着酸胀，间断加重，拘挛不舒，遇寒加重，得热则减，舌淡苔白滑，脉沉紧。

【治法】祛湿散寒，通络止痛。

【方药】三痹汤。生黄芪、党参、茯苓、当归、川芎、生地黄、续断、白芍、杜仲、川牛膝、肉桂心、川独活、秦艽、细辛、防风、生姜、大枣、甘草。

【方解】秦艽、川独活、防风祛风除湿；肉桂心、细辛、白芍、生地黄、生姜补肾散寒；生黄芪、党参、茯苓、当归、川芎、杜仲等益气活血。本方对椎管狭窄患者标本兼治，是临床中药治疗的有效方剂选择。

3. 肝肾亏虚

【主症】腰膝酸软，膝腿乏力，遇劳加剧，休则稍缓，形体羸弱，肌肉瘦削，舌淡苔薄白，脉沉细。

【治法】滋补肝肾，疏通经脉。

【方药】健步虎潜丸。龟甲、鹿角片、何首乌、川牛膝、杜仲、锁阳、当归、熟地黄、威灵仙、黄柏、党参、羌活、白芍、白术、淫羊藿。

【方解】龟甲、鹿角片、杜仲、淫羊藿治疗肝肾不足引起的筋骨痿弱，淫羊藿与善滋阴的龟甲相配，阳中求阴，阴阳调和；何首乌补益精血、强壮筋骨；川牛膝治疗瘀血阻滞不通、风寒湿痹；锁阳温补肾阳，治筋骨痿弱；当归为活血要药；熟地黄治肝肾阴虚之诸症；威灵仙治疗风湿痹阻、周身疼痛；黄柏除阴虚之症；党参治疗气虚诸症；羌活祛风寒湿痹，祛骨节周身疼痛；白芍养血敛阴，白术治疗脾虚，两药皆可补益脾气助运化，防止药物太过滋腻伤胃。

（二）电针治疗

【处方】病变节段的夹脊穴 3 对。

【配穴】$L_{4\sim5}$、$L_5\sim S_1$ 神经走向的穴位为主，秩边、环跳、风市、委中、足三里、阳陵泉、承筋、承山、解溪、太溪、昆仑等。

【方解】督脉统率一身阳气，夹脊穴旁通督脉，并与足太阳经气交汇，针刺夹脊穴可同时调整二脉，刺激肾阳，驱寒除湿；足三里、解溪、阳陵泉等穴位均属 $L_{4\sim5}$ 腓神经支配区；委中、承筋、承山、太溪属 $L_5\sim S_1$ 的胫神经支配区；环跳属坐骨神经干通过区域。

【操作】单侧痛取单侧，双侧痛取双侧。针刺得气后，将三组正负极交叉连接，选用疏波，电流量以患者耐受为度，观察到负极肌肉节律性跳动即可。1 次/d，30min/次，5 次后休息 2d。

第五节　慢性脊背痛

一、定义及病因

慢性脊背痛是指 $T_{3\sim12}$ 脊神经支配区的脊背部疼痛。本病与长期伏案工作、弓背斜身、久坐久站有关，脊柱关节正常结构变化，如椎间关节紊乱、骨关节炎、骨质疏松、肌肉痉挛等，均可导致本病发生。脊痛连及背部，称为脊背痛，本病属中医学"痹证"范畴。

二、诊断

（1）背部疼痛或阵发性针刺样疼痛，脊柱或椎旁压痛，常见于 T_3、T_5、T_7、T_9 锥体。

（2）影像学显示脊柱轻度变形或唇样增生。

（3）常伴有疲乏无力、头昏、失眠、消化不良、腹泻、尿频等症状。

三、治疗

中医学认为，背痹的致病因素大致可归纳为内因和外因两个方面。外因是风寒湿热侵袭，痹阻经脉，或长期姿势不当，引起背部劳损；内因是肝肾亏损，气血不足，背部筋骨肌肉失养。内外因素共同作用下，致背部经脉痹阻，气滞痰瘀，不通则痛。

（一）中药治疗

1. 风寒痹阻

【主症】背部冷痛游走，疼痛剧烈，遇寒加重，项强或腰脊疼痛，难以转侧，头痛身重，腰似折，颈似拔，舌质淡，苔白，脉浮或浮紧。

【治法】祛风散寒，通络止痛。

【方药】羌活胜湿汤。羌活、独活、藁本、防风、甘草、蔓荆子、川芎。

【方解】羌活、独活祛风除湿,通利关节,其中羌活善祛上部风湿,独活善祛下部风湿;藁本疏散太阳经之风寒湿邪;防风散风胜湿,治一身之痛;蔓荆子轻浮上行,主散头面之邪,清利头目;川芎上行头目,旁通络脉,疏散周身风邪,活血行气而止头身之痛;甘草调和诸药。诸药共奏祛风胜湿、宣痹止痛之功。

2. 湿热痹阻

【主症】背部灼热,疼痛重着,遍身肢节烦痛,痛有定处,烦闷不安,口渴不欲饮,尿溲黄,发热,舌红,苔黄腻,脉滑数。

【治法】清热利湿,蠲痹通络。

【方药】当归拈痛汤。羌活、防风、升麻、葛根、白术、苍术、当归、人参、甘草、苦参、黄芩、知母、茵陈、猪苓、泽泻。

【方解】羌活通痹止痛;防风、升麻、葛根助羌活祛风湿于外;茵陈清热利湿;猪苓、泽泻助茵陈渗湿热于下;黄芩、苦参助茵陈清热毒于内;苍术除内外之湿;白术健脾燥湿;知母助诸药清热,又可防苦燥渗利伤阴之偏;当归养血活血;人参、甘草补益气血;甘草清热解毒,调和诸药。诸药共奏利湿清热、疏风止痛之功。

3. 气血亏虚

【主症】背部酸痛,麻木不仁,面色无华,头晕目眩,倦怠乏力,气短懒言,心悸不寐,舌淡,苔薄白,脉细弱无力。

【治法】益气养血,通络止痛。

【方药】八珍汤。当归、川芎、熟地黄、白芍、人参、炙甘草、茯苓、白术、生姜、大枣。

【方解】人参大补五脏元气;熟地黄补血滋阴;白术补气健脾;当归补血和血;茯苓健脾养心;白芍养血敛阴;川芎活血行气,以使补而不滞;炙甘草益气和中,煎加姜枣,调和脾胃,以助气血生化。诸药共用,达益气补血之效。

4. 肝肾亏虚

【主症】背部隐痛,昼轻夜重,腰膝酸软,活动不利,足跟疼痛,下肢无力,头晕耳鸣,面色㿠白,小便频数,舌淡苔薄,脉细弦无力。

【治法】补益肝肾,通络止痛。

【方药】独活寄生汤。独活、桑寄生、杜仲、牛膝、细辛、秦艽、茯苓、肉桂心、防风、川芎、人参、甘草、当归、芍药、干地黄。

【方解】独活善治伏风，长于祛下焦风寒湿邪而除痹痛；细辛发散阴经风寒，搜剔筋骨风湿；防风、秦艽活络舒筋，祛风胜湿；肉桂心温里祛寒，通行血脉；杜仲、桑寄生、牛膝补肝肾，祛风湿，壮筋骨；当归、芍药、干地黄、川芎养血活血；茯苓、人参、甘草补气健脾；甘草调和诸药。

5. 痰浊痹阻

【主症】肩背作痛，麻木不仁，背部沉痛，肢体困重，胸闷痰多，或恶心欲呕，胃脘满闷，纳呆或便溏，舌淡，苔白或白腻，脉滑或弦滑。

【治法】祛痰通络，蠲痹止痛。

【方药】导痰汤。半夏、天南星、枳实、橘红、赤茯苓、生姜。

【方解】半夏与天南星相伍，则燥湿化痰之力强，枳实与橘红增行气之力。

6. 瘀血阻滞

【主症】背部刺痛，痛有定处，疼痛拒按，昼轻夜重，或有肌肉萎缩，周身拘急不利，皮肤不荣，或甲错，舌质黯有瘀斑、瘀点，苔薄，脉弦细涩。

【治法】活血化瘀，通络止痛。

【方药】血府逐瘀汤。桃仁、红花、当归、生地黄、川芎、赤芍、牛膝、桔梗、柴胡、枳壳、甘草。

【方解】桃仁破血、行滞、润燥；红花活血祛瘀以止痛；赤芍、川芎活血祛瘀；牛膝祛瘀血，通血脉；生地黄清热凉血，滋阴养血，合当归养血，使祛瘀不伤正，合赤芍清热凉血，以清瘀热；桔梗、枳壳，一升一降，宽胸行气，桔梗并能载药上行；柴胡疏肝解郁，升达清阳；甘草调和诸药。诸药合用，共奏活血化瘀、通络止痛之功。

（二）电针治疗

【处方】背部疼痛者，选取疼痛相对应夹脊穴以及阿是穴。脊柱疼痛者，选取疼痛相应夹脊穴及与之对应的督脉腧穴。

【操作】常规消毒，针刺得气后，连接导线。背部疼痛者，正极连接疼痛同侧相应夹脊穴，负极连接阿是穴；脊柱疼痛者，电流避免跨过心脏，在心脏范围之上或范围之下，正极连接疼痛区域上部夹脊穴及与之相对应的督脉腧穴，负极连接下部夹脊穴及与之相对应的督脉腧穴。均选用密波，电流量以患者耐受为度，观察到负极肌肉节律性跳动即可。1 次/d，30min/次，5 次后休息 2d。

四、体会

一般临床患者涉及好多个节段，严重者从颈椎到腰骶部都有疼痛、压痛和不适，根据脊柱节段分节段干预，选用疏波、密波，间隔使用，效果更好，避免跨过心脏。

第六节　颈性失音

一、定义及病因

失音是指说话时声音嘶哑、无力，甚至不能出声的一种症状。声带主要由迷走神经和舌咽神经所支配，两对脑神经的血液供给障碍会导致声带麻痹。迷走神经损害，表现为喉神经（主要是喉返神经）功能不全，其运动支支配的喉肌发生功能障碍，引起声带麻痹，多由 $C_{2\sim3}$ 颈椎病变引起。

由各种原因导致的颈椎病引起椎-基底动脉血循环障碍，或颈部外伤、劳损及退变引起发音障碍称为颈性失音。本病中医学属"急慢性喉喑"范畴。

二、诊断

1. 临床表现

声音嘶哑或失声。病情轻者发音不持久，发高音费力，重者失声。可有后组颅神经损害的表现及锥体束征。

2. 辅助检查

查体可见棘上韧带和椎旁压痛，C_2、C_3 棘突明显。颈椎 MRI 可见 C_2、C_3 节段椎体前缘增生，椎管狭窄。

113

三、治疗

中医学认为，本病多因风邪侵袭肺金，以致肺失宣降，肺气壅遏，气机不利。外邪积聚致使脉络痹阻而声门开合不利，发音嘶哑。手术外伤、颈源性疾病、间接或直接损伤喉返神经而经络受损，外邪由创口侵犯筋脉，气血瘀阻声门，以致声带活动不利。慢性者多因脏腑阴血亏损，虚风内动，喉失濡养以致声门难以启闭。

（一）中药治疗

1. 风邪入络

【主症】发病前有外感风寒病史，突然嘶哑失音，咽喉不适，伴恶寒、微热、头痛，舌淡苔薄白，脉浮。

【治法】祛风通络，宣肺开音。

【方药】六味汤合牵正散加味。荆芥、防风、僵蚕、桔梗、薄荷、甘草、白附子、全蝎、石菖蒲、地龙、络石藤。

【方解】六味汤疏风解表，以牵正散加石菖蒲、地龙熄风解痉，通络开音。《神农本草经》言石菖蒲"通九窍，明耳目，出音声"。

2. 气血瘀滞

【主症】声音嘶哑，讲话乏力，自觉喉部如有异物堵塞，苔薄，舌偏暗，脉细。

【治法】益气活血，祛瘀通络。

【方药】补阳还五汤加味。桃仁、红花、川芎、赤芍、地龙、当归、黄芪、路路通、白花蛇、络石藤、甘草。

【方解】补阳还五汤原用治中风后遗症之半身不遂等，此用治声带麻痹气滞血瘀者，正所谓"异病同治"。加用白花蛇、路路通以祛风活络，白花蛇具走窜之性，能内走脏腑、外达肌表，而祛内外之风邪。

3. 血枯生风

【主症】声带麻痹日久，声音嘶哑，神疲乏力，面色萎黄，声带松弛、缺乏光泽，舌淡，脉细弱。

【治法】养血熄风，通络开音。

【方药】熄风四物汤加味。熟地黄、当归、白芍、川芎、乌梢蛇、蜈蚣、全蝎、僵蚕、丹参、怀牛膝、络石藤、甘草。

【方解】以四物汤补血养血，以乌梢蛇、蜈蚣、全蝎、僵蚕、丹参平熄内风，散结通络，辅以怀牛膝滋补肝肾。

（二）针灸治疗

1. 毫针治疗

【治法】泻法。

【处方】扶突、翳风、太冲、天突、足三里、膻中、列缺、照海、三阴交、舌三针（廉泉及廉泉旁开各 1 寸）。

【辨证取穴】外感者加合谷、风池，驱邪利咽止痛；气郁痰结者加丰隆，清热、化痰、通络，和胃气，清神志；肺脾气虚者加太溪、肺俞穴，补益肺肾，扶正固本，宽胸理气；瘀血阻滞者加血海，活血通络。

【方解】扶突、翳风两穴在迷走神经体表投影线上，针刺以理气通络、开窍利喉咽、泄热、聪耳通窍；舌三针、膻中、列缺疏通喉窍；列缺配照海，治疗咽喉、胸膈、肺病和阴虚内热等病症；天突穴通喉络瘀阻；太冲穴燥湿祛风；三阴交清肝火，调情志；足三里调节情志，疏肝解郁，补脾益肺。

【操作】令患者仰卧位，头稍后仰，常规消毒后，分别在扶突穴处快速进针（注意避开动脉），穴位周围产生酸胀感后，用捻转泻法行针 1min，再快速起针，以无菌棉球按压针孔；再用毫针取天突（沿胸骨外进针）、翳风、太冲、足三里、膻中、列缺、三阴交、舌三针（廉泉及廉泉旁开各 1 寸）快速直刺得气后，再根据辨证分型选穴。

2. 电针治疗

【处方】病变节段的三对夹脊穴，常为 $C_{2\sim4}$、$C_{4\sim6}$ 或 $C_{5\sim7}$ 夹脊穴；廉泉、发音（喉结下 0.5 寸，正中线旁开 0.2 寸，甲状软骨与环状软骨之间）、"治呛"（舌骨与甲状软骨上切迹之间）、"吞咽 1"（舌骨与喉结之间，正中线旁开 0.5 寸凹陷中）、风池、"供血"（风池下 1.5 寸，平下口唇处）。

【方解】电针夹脊穴通过肌肉有节律地跳动而牵拉椎体，缓解受压的脊髓或神经根，从而改善症状。风池和"供血"穴深层为椎动脉，针刺二穴促使肌肉收缩（气行），挤压血管内的血液，使之循环（血行）加速。"吞咽 1"和"治呛"二穴下有喉上神经内支；发音穴下有喉上神经外支和喉返神经。廉泉穴与咽部相邻，属于 $C_{2~3}$ 节段，且在中枢内有纤维联系可以整合神经冲动，进而对咽部产生抑制效应。

【操作】针刺颈夹脊穴，针尖方向稍向脊柱处，刺入 2~3cm，将 3 组导线左右正负极交叉连接（防止正负极在同一侧而出现两侧肌肉跳动力量不均衡的现象）；针刺风池，针尖微向下朝喉结方向刺入 2~3cm；针刺"供血"，向对侧口唇处直刺 2~3cm，左右各一组，风池为正极，供血为负极，选用疏波，电流量以局部肌肉出现节律性跳动、患者耐受为度，30min /次。电针结束后，廉泉直刺 25mm，"治呛"直刺 8mm，"发音"直刺 5mm，"吞咽 1"直刺 5mm，分别捻转 15s 后出针。1 次/d，5 次后休息 2d。

第七节　颈性咽部异物感

一、定义及病因

（一）定义

咽部异物感是咽部及邻近组织器官的疾患或咽部神经受到刺激诱发的咽部感觉和运动功能紊乱的一种症状。主要由于颈交感神经受压，影响吞咽肌的张力和黏膜腺体分泌而产生咽部异物感。分为器质性病变和非器质性病变两种，非器质性病变以咽神经官能症、喉异感症、梅核气等居多，器质性病变伴随有刺激性咳嗽、声音嘶哑、吞咽困难、呼吸困难、血痰等症状。临床对这类患者的 X 线整理发现这类病患的颈椎病变主要分三类：①颈椎关节错位及颈椎生理曲度变直或反张；②颈椎椎体前缘增生改变；③颈椎部肌肉韧带明显钙化或骨化。

（二）病因

（1）颈椎病损导致颈交感神经和椎动脉受刺激，影响咽肌的张力和黏膜腺体分泌而产生咽部异物感及吞咽困难；引起椎–基底动脉系统供血不足，导致后颅窝神经核血液循环障碍，第 5、9、10 对颅神经支配的咽部组织的感觉和运动功能紊乱，最终产生咽部异物感的相应症状。

（2）颈椎骨关节和软组织的创伤性炎症反应，引起颈项肌肉的保护性痉挛，牵张和压迫颈前组织而产生咽部症状。

（3）颈椎椎体前滑移或巨大骨赘的直接压迫和刺激。

二、诊断

（一）临床表现

（1）主要症状为咽喉部异物感、阻塞感、烧灼感、痒感、紧迫感或微痛等，干燥或絮状物常位于舌骨至胸骨上窝咽中线上或偏于一侧。梗塞于口腔与胸骨上凹之间，其上下移动，咯之不出，咽之不下。患者常常企图通过咳嗽、咳痰、吞咽来缓解。少部分患者进食时症状消失，饭后或空咽涎液时异物感明显，症状随情志波动，时轻时重。

（2）常伴有恶心、气短、胸闷、乏力、反酸、多梦、焦虑、急躁、紧张、颈部牵拉感、肩胛部酸胀和手麻等。

（二）体格检查

（1）颈椎体检可见颈肌紧张，$C_{4\sim6}$椎体横突不对称，棘突偏歪，关节突隆起，中后斜角肌有硬结、紧张、压痛，颈部侧曲受限，前屈时疼痛。

（2）患者均有颈部局部压痛，活动受限或活动时疼痛，局部棘突呈阶梯样改变。有咽部异物感及颈、肩部酸痛、头痛、头晕等症状，伴有吞咽障碍、上肢麻木、疼痛、视物模糊、眼部胀痛干涩、耳鸣、听力下降、咽部充血或苍白、分泌物增多或咽部干燥等。

（三）辅助检查

1. 颈椎 X 线

颈椎 X 线正位片均见钩锥关节增生、变尖，两侧椎体间隙宽窄不等，侧位片均见颈椎生理曲度变小或消失，甚至反张；局部椎体向前滑移，形成阶梯样改变；局部椎间隙变窄；椎体前缘骨质明显增生；严重者椎体前缘呈唇状或鸟嘴状。

2. 颈部 CT

颈椎前缘增生肥大或唇状改变。骨质增生严重者可出现椎体前缘"骨桥"，上下关节突退变增生导致相对应椎间孔狭窄。

3. 颈椎 MRI

MRI 见颈椎间盘突出。

三、治疗

中医学认为，湿热内蕴、痰气互结是梅核气的病因病机。本病主要与肝有关，肝主疏泄，喜调达，若为情志所伤，则肝气郁结，循经上逆，与痰气互结于咽喉。

（一）中药治疗

1. 痰气瘀滞型

【主症】咽中异物梗塞，吐之不出，吞之不下，胸闷，两胁串痛，情绪易变，心烦少眠，苔薄腻，脉弦细。

2. 阴虚型

【主症】除咽部异物感外，症见咽干、分泌物少、咽黏膜充血干燥、后壁淋巴滤泡增生、朝轻暮重、颧红心热、虚烦少眠、头晕目眩、尿少色黄、大便秘结、舌红无苔、脉细数。

3. 阳虚型

【主症】咽部异物感，咽喉黏膜充血不显著，后壁光滑，畏寒肢冷，心悸气促，小便清长，大便溏薄，苔白润，脉无力。

【方药】半夏厚朴汤。半夏、厚朴、茯苓、生姜、干苏叶。以上三型均以半夏厚朴汤为主，阴虚型再加知柏地黄丸，阳虚型再加附桂八味汤。

【方解】半夏化痰散结，除逆和胃；厚朴行气除满；干苏叶解表行气；干苏叶配伍生姜解表发汗，止呕利饮；茯苓甘、淡、平，和诸药辛温之性。共奏行气化痰、降逆和中之效，主治水饮上逆，痰气郁结于咽。久病则郁热，郁热必耗津伤液，阴阳亏损。阴虚型加知柏地黄丸，重滋肾阴，养肺津，潜降虚火，壮水之主；阳虚型辅附桂八味汤，温补肾阳，培固元气。

（二）电针治疗

【处方】病变节段的 3 对夹脊穴，廉泉、治呛、吞咽 1。

【配穴】颈三针（天柱、百劳、大杼）、合谷、太冲、间使。

【方解】天柱、百劳、大杼三穴疏通太阳筋脉之气血，善治各种虚劳损伤，主治全身骨骼疾病；$C_{4\sim6}$ 夹脊穴横突旁连接电针，可刺激相应区域颈交感神经兴奋，改善椎动脉供血，恢复咽部感觉运动功能。

【操作】常规消毒，针刺夹脊穴时针尖稍斜向脊柱处，得气后将 3 组导线正负极交叉连接，选用疏波，电流量以患者耐受为度，观察到负极肌肉节律性跳动即可。1 次/d，30min/次，5 次后休息 2d；廉泉刺入 1 寸，治呛刺入 0.3 寸，吞咽 1 刺入 0.2 寸，分别捻转 15s 后出针。

四、体会

梅核气一般为"痰""气"相搏，用半夏厚朴汤治痰气上凝。

五、病案举隅

吴某华，女，45 岁，咽部堵塞感，吞之不下，吐之不出，舌淡，苔水滑欲滴，脉弦。投方半夏厚朴汤 5 剂无效，再仔细观察其舌苔、脉象，给予苓桂术甘汤，茯苓 30g、桂枝 15g、白术 10g、炙甘草 10g，5 剂，即病愈。结论为半夏厚朴汤治痰气瘀结上凝之咽塞，苓桂术甘汤治水气上冲之咽塞。

第八节　颈性吞咽困难

一、定义及病因

颈性吞咽困难是由颈椎病引起的，伴有颈项及上肢疼痛、活动受限、体位性眩晕等症状，仅少数患者伴有吞咽时疼痛，且多见于中老年人，常反复出现。

颈性吞咽困难，一方面由于颈椎体前缘骨赘刺激了颈交感神经，而引起食管痉挛或与吞咽动作有关的肌肉萎缩造成吞咽无力，一方面由于颈椎椎体骨赘直接刺激或压迫食管后壁，导致吞咽困难。

（1）颈椎椎体骨赘直接刺激或压迫食管后壁，颈椎前缘的巨大骨赘直接刺激或压迫食管后壁，引起食管前后径狭窄，导致吞咽困难。

（2）颈椎骨赘压迫舌咽、迷走神经，引起咽部与吞咽动作有关的肌肉无力，肌肉不同程度地萎缩，造成吞咽无力。据观察，颈椎病合并慢性萎缩性咽炎者相当多见，颈项部肌肉多表现无力及出现不同程度的萎缩，与吞咽困难也有关系。有人通过血管造影、手术直视和尸检证明颈椎病可导致椎-基底动脉受压，造成脑干等颅内供血障碍，而脑干下段的脑神经多与吞咽功能有关。

二、诊断

（一）临床表现

（1）该病主要特点为无痛，反复发作，发病常与颈部不适有关，可自行缓解。

（2）伴有其他各种类型的颈椎病症状，如吞咽困难伴随颈项及上肢疼痛、脖子僵硬、活动受限等。

（二）辅助检查

磁共振检查：颈椎 MRI 检查均有不同程度的病变，颈曲变直，椎间盘突出，颈间隙变窄，椎体骨质增生，颈曲中断、成角等。

三、治疗

电针治疗

【处方】颈夹脊穴、治呛穴、吞咽 1 穴（经外奇穴，舌骨与喉结之间，正中线旁开 0.5 寸，该穴位于平颈 4~5 椎体之间）。

【方解】电针颈夹脊穴可引起局部肌肉出现节律性跳动，减轻椎体前缘对颈交感神经的压迫。针刺治呛穴、吞咽 1 穴，可刺激迷走神经的喉上神经，通过吞咽反射弧增强患者吞咽功能。

【操作】选用病变节段的三对夹脊穴，常用 $C_{2\sim4}$ 或 $C_{5\sim7}$ 夹脊穴。患者取坐位，皮肤常规消毒，将毫针垂直刺入颈部夹脊穴。针刺时，针尖方向稍向脊柱侧，将 3 组导线正负极交叉，左右连接，选用疏波，电流量以局部肌肉出现节律性跳动、患者耐受为度，30min/次。然后治呛穴刺入 0.3 寸，吞咽 1 穴刺入 0.2 寸，分别捻转各 15s 后出针，1 次/d，每周 5 次，1 个月为一疗程。

四、病案举隅

患者，女，48 岁，因“饮水呛咳 15 天，加重 2 天”前来门诊就医。患者 15 天前无明显诱因出现轻微口水呛咳，未予重视，2 天前症状加重，饮水困难，呛咳严重。经颅脑 MRI 显示：多发腔隙性脑梗死。患者颈椎病史多年，肩背部疼痛，伴双上肢手指麻木 2 年余。进行补查颈部 MRI 显示：生理曲度变直，椎体边缘骨质增生变尖，椎间隙未见明显狭窄。查体：患者神清语明，吞咽功能 3 级，洼田饮水试验 3 级，舌体伸缩自如，肌力及肌张力正常，步态正常，行走自如，索利莫征（+），噘嘴反射（+）。

西医诊断：①颈性吞咽困难；②腔隙性脑梗死；③颈椎病。

予以针刺治疗。

【选穴】夹脊穴（$C_{5\sim7}$）、治呛穴、双侧吞咽 1 穴、双侧发音穴、治返流穴、廉泉穴、外金津玉液穴。

【操作】患者坐位，皮肤酒精棉常规消毒，颈夹脊穴（$C_{5\sim7}$），沿着椎间孔的方向稍向脊柱处进针，进针深度 1.5 寸左右，将导线正负电极左右交叉连接，选用疏波，电流量以颈部肌肉出现节律性跳动、患者耐受为度，幅度偏大为好，30min/次，其他穴位治法同上。1 次/d，5 次为一疗程。在针刺 1~2 月后，患者吞咽困难缓解，但是两年后又有发作。

第九节 颈性舌下神经麻痹

一、定义及病因

由颈椎病引起的舌下神经损害称为颈性舌下神经麻痹。

由于颈椎外伤或劳损退变、寰枢椎半脱位、颈椎上段小关节紊乱等原因导致舌下神经和交感神经颈上节受压，之后出现舌根部麻木不适，舌体感觉减退，舌咽部有异物感、发干、吞咽困难等症状。因为舌下神经接受颈上神经和 C_1、C_2 神经伴交通支纤维支配，其中交感神经血管纤维与舌下神经一起分布于舌部血管，因此颈部软组织损伤可导致肌肉收缩和痉挛，可致舌下神经受挤压损伤，同时可刺激舌下神经伴行的交感神经，使血管收缩而影响舌部的代谢和功能。颈椎小关节错位、患椎失稳等均可刺激或压迫椎动脉，造成椎–基底动脉供血不足的症状，也可以引起舌下神经麻痹的症状。

二、诊断

（1）颈性舌下神经麻痹多发于一侧，主要表现为一侧舌肌萎缩，伸舌时舌尖伸向患侧，且常伴随迷走神经及舌咽神经受损症状，出现声带麻痹、吞咽困难、构音障碍等。

（2）出现不同程度的肢体麻木、舌肌无力及感觉障碍，有的可有大、小便功能障碍。

（3）颈部疼痛，活动受限及自主神经功能紊乱的一系列表现。

（4）颈椎病引起舌下神经麻痹临床亦少见，多数是由于神经系统疾病所引起的，所以必须进行详细的神经系统检查，以排除颅内占位性或其他器质性病变，必要时可以进行 MRI 等特殊检查。

三、治疗

电针治疗

【处方】取 C_{2-4} 夹脊穴、廉泉、外金津玉液、舌中。

【方解】选用疏波，通过肌肉有节律的跳动牵拉椎体，使椎间关节位置得到调整，使受压的脊髓和脊神经得到缓解。电针夹脊穴可解除颈部肌肉痉挛，来达到减轻软组织以及椎体增生物等对迷走神经、舌下神经、颈神经根直接或间接压迫的目的，而且电针可以促进颈部血液循环，增加血流量。针刺外金津玉液、舌中、廉泉可改善舌体局部血液循环。

【操作】针刺时针尖方向稍向脊柱处，得气后将 3 组导线正负极交叉，左右连接，选用疏波，电流量以局部肌肉出现节律性跳动、患者耐受为度，1 次/d，30min /次，5 次后休息 2d。

第十节　颈性震颤

一、定义及病因

颈性震颤在中医学中又称"颤证""肝风"，是以头部或肢体摇动、颤抖为主要临床表现的病证。轻者仅头摇或手足、肢体微颤；重者头部振摇大动，肢体颤抖不止，甚则四肢拘急、生活不能自理。

颈性震颤发生的机制目前尚不十分清楚，可能是由于颈椎病的刺激或压迫了交感神经和椎动脉，产生直接或间接的脑缺血、缺氧，但不会引起黑质、苍白球及纹状体的病理性改变，因为颈椎病经过治疗，震颤可以消失，因此是一种可逆性的变化。

二、诊断

（一）临床表现

大部分震颤缓慢地出现，振幅小，有节律，精神紧张时更为明显，好发于上肢，远端明显，一侧或双侧同时伴有自主神经功能紊乱和颈椎病的症状。

（1）缓慢出现单侧或双侧上肢远端有节律的震颤，在静止期出现，精神紧张时加重。

（2）不伴有肌张力的改变。

（3）在出现颈椎病症状之后出现震颤。

（4）临床上有少部分病人可于震颤后出现颈椎病症状。

（二）辅助检查

（1）颈椎 X 线片显示有颈椎病的表现。

（2）脊椎检查可见颈肌僵硬，棘突两侧可有压痛或条索状反应物，棘突偏歪，棘上韧带及项韧带钙化等。

（3）颈椎 MRI 检查可见颈曲变直、反张，颈椎间隙变窄，颈椎间盘脱出或膨出。

三、治疗

（一）中药治疗

中医学认为，颤证的基本病机为肝风内动、筋脉失养，年老久病、饮食不节、情志不遂或劳逸失当都可导致颤证。该病为本虚标实之患，久病则缠绵不愈，常常标本虚实夹杂。

1. 肝风内动

【主症】头部或肢体颤动，不能自主，心情紧张时颤动加重，常伴烦燥易怒、面红耳鸣、头晕头涨、口苦咽干、或肢体麻木、语声沉重迟缓、尿赤、大便干、舌质红、苔黄、脉弦紧或弦数。

【治法】平肝熄风，舒筋止颤。

【方药】天麻钩藤饮合镇肝熄风汤加减。天麻、钩藤、石决明、杜仲、寄生、栀子、黄芩。

【方解】天麻、钩藤平肝熄风；石决明平肝潜阳，并能除热明目；杜仲、寄生补益肝肾；栀子、黄芩清肝降火；两方合用治疗肝阳上亢、肝风上扰证。

2. 痰热动风

【主症】头摇不止，肢体麻木震颤，重则手不能持物，神呆懒动，头胸前倾，脘腹痞闷，口苦口黏，口渴而不欲饮水，甚则口吐痰涎，小便短赤，大便秘结，舌体胖大，有齿痕，舌质红，舌苔黄腻，脉弦滑数。

【治法】清热化痰，熄风除颤。

【方药】导痰汤合羚角钩藤汤加减。天南星、半夏、橘红、茯苓、枳实、羚羊角（水牛角代）、桑叶、钩藤、菊花、川贝母、竹茹、生地、白芍、甘草、茯神、甘草。

【方解】导痰汤中天南星燥湿化痰；半夏燥湿祛痰；橘红下气消痰；茯苓健脾渗湿；枳实下气行痰。羚角钩藤汤中羚羊角（水牛角代）、桑叶、钩藤、菊花平肝，熄风，止颤；川贝母、竹茹清热化痰；生地、白芍、甘草育阴清热，缓急止颤；茯神平肝，宁心，安神；甘草调和诸药。二方合用，以清热化痰、熄风止颤。

3. 气血两虚

【主症】病程长久，头摇肢颤，面色晄白，表情淡漠，四肢乏力，言语迟缓，动则气短，心悸眩晕，纳呆，舌体胖大，舌质淡红，舌苔薄白，脉沉濡无力或脉沉细。

【治法】益气养血，濡养筋脉。

【方药】人参养荣汤加减。人参、白术、黄芪、茯苓、炙甘草、桂心、当归、熟地黄、白芍、五味子、陈皮、远志、生姜、大枣、人参、白术。

【方解】人参、白术、黄芪、茯苓、炙甘草健脾补气；桂心温补阳气，鼓舞气血生长；当归、熟地黄、白芍滋补心肝；五味子酸温，既可敛肺滋肾，又可宁心安神；陈皮理气健脾，调中快膈；远志安神定志；生姜、大枣助人参、白术入气分以调和脾胃；全方有益气补血、宁心安神之效，适用于气血不足、心脾两虚、虚风内动之颤证。

4. 肾虚髓亏

【主症】头摇肢颤，持物不稳，步行障碍，步距短小，伴头晕耳鸣、心烦失眠，腰膝酸软、小便清长，常兼神呆、痴傻，寤寐颠倒，舌淡质红，舌苔薄白，脉沉弱。

【治法】补肾填髓，育阴熄风。

【方药】龟鹿二仙膏合大定风珠加减。鹿角胶、龟甲、人参、枸杞子、鸡子黄、阿胶、麦冬、地黄、白芍、鳖甲、牡蛎、麻仁、五味子、甘草。

【方解】龟鹿二仙膏中鹿角胶温肾壮阳；龟甲填精补髓，滋阴养血；人参大补元气；枸杞子补肾益精。大定风珠中鸡子黄、阿胶滋阴养液以熄风；麦冬、地黄、白芍滋阴，养血，柔肝；鳖甲、牡蛎益阴潜阳，平肝熄风；麻仁养阴润燥；五味子敛阴滋肾；甘草调和诸药。二方合用，以填精补髓、育阴熄风。

5. 阴阳两虚

【主症】头摇肢颤，筋脉拘挛，畏寒肢冷，四肢麻木，心悸懒言，动则气短，自汗，腰膝酸软，小便清长或自遗，大便溏薄，舌质淡，舌苔薄白，脉沉迟无力。

【治法】补肾助阳，滋阴柔筋。

【方药】地黄饮子加减。熟地黄、萸肉、巴戟、苁蓉、麦冬、石斛、五味子、附子、肉桂、菖蒲、远志、茯苓、生姜、大枣。

【方解】熟地黄、萸肉滋补肾阴；巴戟、苁蓉温补肾阳；麦冬、石斛、五味子以助滋阴敛液；附子、肉桂以助温养真元，且可摄纳浮阳，引火归原；菖蒲、远志、茯苓交通心肾，宣窍化痰；生姜、大枣调和脾胃，平补阴阳，滋肝补肾，平肝熄风。

（二）针灸治疗

1. 电针治疗

【处方】病变节段的 3 对夹脊穴，常用 C_{2-4} 或 C_{5-7} 夹脊穴。

【操作】针刺时针尖方向稍向脊柱侧，得气后将 3 组导线正负极交叉连接，选用疏波，电流量以局部肌肉出现节律性跳动、患者耐受为度，1 次/d，30min/次，5 次后休息 1d。

2. 头针治疗

【处方】双侧舞蹈区（运动区向前移 1.5cm 的平行线）。

【方解】舞蹈震颤控制区是用于治疗肢体的不自主运动的特效区域，针刺该区具有补益元神、镇静止颤的作用。

【操作】患者取平卧位，常规消毒后，舞蹈震颤区采取平刺法进针，快速捻转针体以激发经气，捻转速度应达 180~200 下/min，捻转强度以患者耐受为度，得气后留针 30min，1 次/d，5 次后休息 2d。

第十一节　颈性抽动症

一、定义及病因

抽动症是一种神经发育障碍性疾病，临床以肌肉不自主、突然、快速收缩及不自主发生为主要表现，常患有注意缺陷、多动障碍、强迫障碍等其他心理行为障碍，若表现为由脊柱力学改变引起，为颈性抽动症，临床上偶见。

颈性抽动症的原因目前不是十分清楚，例如脊柱力学平衡的失稳、刺激或压迫椎旁交感神经节，反射性地引起高级神经活动中枢功能紊乱，使椎体外系产生病变而发生抽动。

二、诊断

（一）临床表现

（1）早期表现为患儿比平时不安宁，容易激动，注意力分散，学习成绩退步。

（2）面肌表现为皱额、努嘴、眨眼、吐舌、挤眉等，变幻不已。舌肌、口唇、软腭及其他咽肌的不自主运动，如舔、吸吮等，可以引起构音困难。

（3）头部亦可左右扭转或摆动。

（4）呼吸可因躯干肌与腹肌的不自主运动而变为不规则。

（5）动作可因情绪激动或做自主运动而加剧，平卧安静时减轻，睡眠时完全消失。多数病人情绪不稳定，有的人则骚动不安或出现狂躁、忧郁的症状，周围的嘈杂声音或强光刺激均可使病人的抽动加重。

（二）辅助检查

（1）脊椎检查可见颈及胸椎棘突有偏歪，项韧带及棘上韧带有剥离、压痛，椎旁可触及条索状反应物。

（2）颈椎 MRI 检查可见颈曲变直、反张，颈椎间孔变窄，颈椎间盘脱出或膨出等。

三、治疗

（一）中药治疗

中医学认为，本病病位在肝，与心、脾、肾等脏密切相关，肝风和痰浊是其发病过程中的重要因素。

1. 肝亢风动

【主症】斜眼、挤眉、张口、伸舌、吸鼻、点头、耸肩、甩手、踢腿等运动性抽动，伴或不伴干咳、清嗓等发声性抽动，抽动频繁有力，声音高亢，烦躁易怒，多动难静，头晕头痛，舌红，苔白或薄黄，脉弦有力或滑数。

【治法】平肝泻火，熄风止痉。

【方药】天麻钩藤饮加减。天麻、钩藤、石决明、川牛膝、杜仲、寄生、栀子、黄芩、益母草、夜交藤、茯神。

【方解】天麻、钩藤平肝熄风；石决明咸寒质重，功能平肝潜阳，并能除热明目，加强平肝熄风之力；川牛膝引血下行，并能活血利水；杜仲、寄生补益肝肾以治本；栀子、黄芩清肝降火，以折其亢阳；益母草合川牛膝活血利水，有利于平降肝阳；夜交藤、茯神宁心安神。诸药合用共治肝阳上亢、肝风上扰。

2. 风热犯肺

【主症】频繁眨眼，抽鼻，摇头耸肩，自觉咽中不适，时作吭声，咯痰不爽，咽红，舌边尖略红，苔薄黄，脉浮弦。

【治法】宣肺解表，平肝熄风。

【方药】熄风静宁汤加减。辛夷、苍耳子、玄参、板蓝根、山豆根、黄连、菊花、木瓜、半夏、附子、钩藤、白芍、全蝎、焦三仙、陈皮、鸡内金。

【方解】辛夷、苍耳子宣肺通窍畅气机；玄参、板蓝根、山豆根清热解毒；黄连、菊花清热疏风；木瓜、半夏、附子燥湿化痰；钩藤、白芍、全蝎清热平肝熄风；后期邪热去掉之后，给予焦三仙、陈皮、鸡内金，增进食欲、促消化。

3. 痰热动风

【主症】眨眼、摇头、耸肩、踢腿等，伴或不伴喉中怪叫、发吭等，秽语频发，喉中痰鸣，睡眠不安，烦躁口渴，大便秘结，小便短赤，舌质红，苔黄或厚腻，脉弦滑或滑数。

【治法】清热化痰，平肝熄风。

【方药】黄连温胆汤加减。半夏、枳实、竹茹、陈皮、茯苓、黄连、甘草、生姜、大枣。

【方解】半夏降逆和胃，燥湿化痰；枳实行气消痰；竹茹清热化痰，止呕除烦；陈皮理气燥湿化痰；茯苓健脾渗湿消痰；黄连清热燥湿，泻火解毒；甘草、生姜、大枣益脾和胃，以绝生痰之源。本方清化痰热，通络祛风。

4. 阴虚阳亢

【主症】挤眉、弄眼、耸肩、摇头、干咳、清嗓等，伴有多动少静，两颧潮红，手足心热，头晕耳鸣，遗尿或尿频，夜间汗多，舌质红，苔薄白或偏干少津，脉细数。

【治法】养阴补肾，柔肝熄风。

【方药】六味地黄丸加减。熟地黄、山萸肉、山药、泽泻、牡丹皮、茯苓。

【方解】熟地黄滋阴补肾，填精益髓；山萸肉补养肝肾，并能涩精；山药补益脾阴，亦能固精；泽泻利湿泄浊，并防熟地黄之滋腻恋邪；牡丹皮清泄相火，并制山萸肉之温涩；茯苓淡渗脾湿，并助山药之健运。本方养阴补肾，柔肝熄风。

5. 脾虚肝亢

【主症】皱眉、眨眼、摇头、舐嘴唇、歪嘴、耸肩、鼓肚等，伴或不伴喉中发声，面色萎黄，食欲不振，精神倦怠，睡眠不安，大便干结或溏薄，小便清长，舌淡，苔薄白或腻，脉弱或弦细。

【治法】扶土抑木，熄风定痉。

【方药】归脾汤合四逆散加减。当归、茯神、黄芪、龙眼肉、远志、酸枣仁、人参、白术、木香、炙甘草、枳实、柴胡、芍药、甘草。

【方解】归脾汤中当归补血活血；茯神养心安神；黄芪补气固表；龙眼肉补益心脾，养血安神；远志安神益智；酸枣仁宁心安神；人参、白术补气健脾；木香行气止痛；炙甘草补脾益气。四逆散中枳实泄热破结；柴胡疏肝解郁；芍药养血柔肝；甘草调和诸药。两方合用，以扶土抑木、熄风定痉。

（二）针灸治疗

电针治疗

【处方】病变节段的 3 对夹脊穴，常用 $C_{2\sim4}$ 或 $C_{5\sim7}$ 夹脊穴。

【方解】刺激夹脊穴可以促进局部血液循环，缓解该处肌肉紧张，消除病变局部神经肿胀，减轻各种因素对交感神经的刺激，从而改善头面部和脑部的症状。

【操作】针刺时针尖方向朝向脊柱侧，得气后将 3 组导线正负极交叉连接，选用疏波，电流量以局部肌肉出现节律性跳动、患者耐受为度，1 次 /d，30min /次，5 次后休息 2d。

第十二节　颈性肩周炎

一、定义及病因

颈性肩周炎又被称为"颈肩综合征"，是由颈肩部外伤、劳损、退行性病变等因素导致颈神经根受到压迫及刺激，导致以肩关节疼痛、活动受限和支配肩关节的周围神经功能障碍为特征的临床综合征。本病好发于中老年人及肩部外伤者。中医学称之为"漏肩风"。

颈性肩周炎的病因多为长期伏案、低头劳作、睡枕过高、习惯性甩头等使颈椎发生慢性积累性损伤，或头部直接及间接外伤或风湿寒邪侵入，造成 $C_{4\sim7}$ 侧摆式或旋转式错位，使颈椎内外平衡失调，肩关节周围肌肉、韧带痉挛，导致肩周发生无菌性炎症。此外，颈椎病可引发颈神经根、窦椎神经以及颈交感神经受刺激，使肩部运动机能出现障碍，肌营养不良，出现肩周疼痛、肌萎缩、活动受限等一系列肩周炎症表现。

二、诊断

（一）临床表现

1. 早期

常见于中老年，无明显外伤原因的肩痛和程度不同的肩活动受限，多为晨起发病，常伴有颈椎病的临床表现，如颈项疼痛，患侧肢体麻木、无力等，患者不能做持久的肩外展或前屈动作，需间断休息或不时甩动患肢以缓解症状，卧床时则需经常变动患肢的位置或将患肢置于头顶方感舒适，但肩关节活动范围正常，上述症状时发时愈，时轻时重，且与气候变化有关，可持续较长时间。

2. 中期

上述症状加重，患者持续疼痛，肩关节活动不同程度受限，尤以后伸动作明显，穿衣系腰带均感不便，患肩怕风畏寒，睡眠时常因翻身或变换患肢位置而引起剧痛，伴有上肢乏力、持物不能，甚至生活不能自理，检查见患肩肌肉明显萎缩，肩周多处压痛，冈下肌、三角肌、大小圆肌僵硬，触痛明显，肩关节活动明显受限。

3. 晚期

肩关节疼痛略缓和，但肩关节运动功能严重受损或丧失，肩周肌肉广泛明显萎缩。此期患肢怕风畏寒、酸胀麻木、无力等症状较显著，严重影响睡眠，肩关节周围严重粘连。

（二）辅助检查

（1）颈椎 X 线片显示，颈曲改变，退行性改变及小关节错位等表现。

（2）肩部 CT 片、X 线摄片可显示颈椎椎体增生，椎间隙狭窄呈阳性表现，肩关节则呈阴性表现。

三、治疗

（一）中药治疗

中医学认为，该病由于年老体虚，风、寒、湿等邪气侵袭人体，导致闭阻经络、气血运行不畅，不通则痛。

1. 风寒侵袭

【主症】颈肩部拘紧疼痛，活动受限，畏风恶寒，舌苔薄白，脉紧。

【治法】祛风散寒，疏风止痛。

【方药】川芎茶调散加减。川芎、羌活、白芷、薄荷、荆芥、防风、甘草。

【方解】川芎疏风行血，为"诸经头痛之要药"；羌活疏风散寒；白芷辛散风邪；细辛散寒止痛；薄荷用量独重，意在收风散邪；荆芥、防风疏上部风邪，且有解表之功，合而用之以增强疏风止痛之效；甘草调和褚药。诸药合用以祛风散寒、疏风止痛。

2. 风热侵袭

【主症】颈肩疼痛，活动受限，舌红，苔黄，脉数。

【治法】清热泻火，祛风止痛。

【方药】芎芷石膏汤加减。川芎、白芷、菊花、羌活、藁本、生石膏。

【方解】以升药川芎、白芷、菊花、羌活、藁本疏散风热，止痛；配伍生石膏清热。诸药合用，共同清热泻火、祛风止痛。

3. 瘀血阻络

【主症】颈肩部刺痛，活动受限，疼痛部位固定，舌紫暗，脉细涩。

【治法】活血祛瘀，通窍止痛。

【方药】通窍活血汤加减。麝香、桃仁、红花、赤芍、川芎、老葱、生姜、大枣、黄酒。

【方解】麝香辛香走串，上行至头巅，活血化瘀，行血中之瘀滞，开经络之壅遏，以通经、散结、止痛；桃仁、红花、赤芍、川芎活血，化瘀，止痛；老葱、生姜辛温走散而上行；大枣益气养血；黄酒活血上行。诸药合用共行通窍活血之功。

（二）针灸治疗

电针治疗

【处方】病变节段的3对夹脊穴，肩髃、肩髎、极泉。

【方解】针灸可以稳固颈椎内源性平衡，通过改善局部微循环，促进炎症物质吸收及致病物质排除，减轻炎症反应，继而降低致病因子对肩关节周围组织损伤，缓解患者疼痛程度。

【操作】针刺时针尖方向稍向脊柱侧，得气后将3组导线在夹脊穴以正负极交叉连接，另2组导线以颈部相对应的夹脊穴当正极，局部穴位当负极，选用疏波，电流量以局部肌肉出现节律性跳动、患者耐受为度，30min/次，出针后令其做肩部功能锻炼。

四、体会

在临床治疗过程中，对颈部尤其是肩部"条索""条块"进行局部针刺，连接电针治疗仪时，可以在相对应的颈部夹脊穴当正极，条索或条块处当负极，采用疏波，直至条索变软或消失。

第五章　脊髓疾病

脊髓是中枢神经系统的重要组成部分，呈圆柱状，全长粗细不等，有颈膨大（C_5~T_2）和腰膨大（L_1~S_2）两个膨大，分别支配上肢以及下肢的神经根。脊髓内部由灰质和白质组成，分别含有大量神经细胞核团和上下行传导束，为各个运动和感觉的初级中枢和重要的反射中枢。脊髓疾病的病因包含病毒感染、炎症、中毒、物理损伤、血管疾病、肿瘤以及营养代谢等。病损表现为损伤平面以下出现运动障碍、感觉障碍以及自主神经功能障碍，并伴有泌尿道感染、呼吸道感染以及褥疮等并发症。在中医学中归属"痿证""体惰"范畴。

第一节　脊髓炎

一、定义及病因

脊髓炎是由病毒、细菌、螺旋体、寄生虫、原虫等病原体感染所致的脊髓灰质或（和）白质发生炎性病变，以下部肢体瘫痪、感觉障碍和植物神经功能障碍为临床特征。常见脊髓炎有化脓性脊髓炎、急性脊髓炎、急性播散性脑脊髓炎、亚急性坏死性脊髓炎、急性坏死出血性脑脊髓炎。

二、诊断

（一）临床表现

（1）本病可见于任何年龄，但以青壮年多见。发病前1~2周常有上呼吸道感染、消化道感染症状，或有预防接种史。外伤、劳累、受凉等为发病诱因。

（2）急性起病，起病时有低热，病变部位有神经根痛，肢体麻木无力和病变节段束带感。以胸段脊髓炎最为常见，尤其是 $T_{3~5}$ 节段，颈髓、腰髓次之。

（3）运动障碍，早期为脊髓休克期，出现肢体瘫痪、肌张力减低、腱反射消失、病理反射阴性。一般持续 2~4 周则进入恢复期，肌张力、腱反射逐渐增高，出现病理反射，肢体肌力的恢复常始于下肢远端，然后逐步上移。脊髓休克期长短取决于脊髓损害严重程度和有无发生肺部感染、尿路感染、压疮等并发症。脊髓严重损伤常导致屈肌张力增高。下肢任何部位的刺激或膀胱充盈，均可引起下肢屈曲反射和痉挛，并伴有出汗、竖毛、尿便自动排出等症状。

（4）感觉障碍，病变节段以下所有感觉丧失，在感觉缺失平面的上缘可有感觉过敏或束带感。

（5）自主神经功能障碍，早期表现为尿潴留，脊髓休克期呈无张力性神经源性膀胱（尿潴留、充盈性尿失禁）、大便失禁、阳痿。休克期后呈反射性膀胱（尿液减少）、大便秘结、阴茎异常勃起。

（二）辅助检查

1. 脑脊液检查

脑脊液压力正常，细胞数和蛋白含量正常或轻度增高，以淋巴细胞为主，糖、氯化物正常。

2. 电生理检查

下肢体感诱发电位（SEP）波幅可明显减低；运动诱发电位（MEP）异常，可作为判断疗效和预后的指标；肌电图可正常或呈失神经改变。

3. 影像学检查

脊柱 X 线平片正常，若脊髓严重水肿，MRI 显示病变部位脊髓增粗，病变节段髓内多发片状或较弥散的 T_2 高信号。

三、治疗

中医学认为本病是由于久处湿地，淋雨涉水，感受外来湿邪，或饮食不节，过食肥甘厚味，损伤脾胃，湿自内生，凝滞筋脉，筋脉驰缓不用；病久耗精，肝肾亏虚，致骨枯髓空，筋失所养，故肢体痿软无力。

（一）中药治疗

1. 湿热浸淫

【主症】肢体肌肉瘦削，痿软无力，不得动弹，发热，面部浮肿，向心性肥胖，小便不利，食欲不振，舌体胖，苔厚腻，脉象沉滑。

【治法】清热利湿，健脾和胃。

【方药】二妙散加减。苍术、黄柏、知母、萆薢、龟甲。

【方解】本方苍术燥湿强脾；黄柏清热燥湿；知母清热壮水；萆薢利湿分清；龟甲滋阴壮水，以清湿热下注之源也。

2. 肝肾亏损

【主症】起病缓慢，渐见肢体痿软无力，尤以下肢明显，腰膝酸软，不能久立，甚至步履全废，腿胫大肉渐脱，或伴有眩晕耳鸣，舌咽干燥，遗精或遗尿，妇女月经不调，舌红少苔，脉细数。

【治法】补益肝肾，滋阴清热。

【方药】虎潜丸加减。黄柏、知母、熟地黄、龟甲、白芍、虎骨（狗骨代）、锁阳、干姜、陈皮。

【方解】重用黄柏，配合知母以泻火清热；熟地黄、龟甲、白芍滋阴养血；虎骨（狗骨代）强壮筋骨；锁阳温阳益精；干姜、陈皮温中健脾，理气和胃。诸药合用，共奏滋阴降火，强壮筋骨之功。

（二）电针治疗

【处方】以夹脊穴、督脉以及足阳明经脉腧穴为主，根据病症不同加选其他经脉腧穴。

【主穴】根据脊髓损伤节段，取脊髓损伤平面上下两侧夹脊穴 2~4 对，取督脉的百会、风府、大椎、神道、至阳、筋缩、脊中、命门等穴。

【随证配穴】上肢瘫者加肩髃、肩髎、扶突、天井、曲池、手三里、外关、合谷等；下肢瘫加髀关、血海、阳陵泉、足三里、悬钟、三阴交、侠溪等；排便障碍者加天枢、支沟、照海等；排尿障碍者加肾俞、会阳等。

【方解】夹脊电针通过针刺穴位可将电刺激传导至脊髓及其包膜，在针灸以及弱电场的双重作用下，可以促进受损髓鞘再生，进而调控损伤局部微环境，降低继发性损害，促进神经再生修复以及神经功能恢复；针刺督脉以及足阳明经脉腧穴可调节周身阴阳、气血，促进脏腑经络功能恢复；神经干上的腧穴，如扶突（臂丛神经）、曲池（桡神经）、阳陵泉（腓总神经）、足三里（腓浅神经）等，针刺得气后连电可预防其支配区域出现肌萎缩，改善肢体循环，增强肌力，从而促进肢体运动功能恢复。

【操作】患者侧卧位，常规消毒后，进行针刺，连接导线，同侧上下为一组，上为正极下为负极；针刺上述其余穴位得气后，肩髃-天井，外关-合谷，髀关-血海，阳陵泉-悬钟连接电针仪，上为正极下为负极，弛缓性瘫痪者选用疏波，电流量以针刺局部肌肉出现节律性收缩且无痛为度；痉挛性瘫痪者选用密波，电流量以针刺局部肌肉出现轻度痉挛为度；若有二便障碍，选用疏波，电流量如上。1次/d，30min/次，5次后休息2d。

第二节　脊髓损伤

一、定义及病因

脊髓损伤是由于各种原因引起脊髓结构以及功能损害，造成损伤水平以下的运动、感觉、自主神经功能障碍。脊髓损伤的主要原因是车祸、运动损伤、高处坠落等。根据脊髓损伤节段不同，其临床特点亦不相同，脊髓损伤在颈膨大及其以上时，造成上肢、躯干、下肢瘫痪及盆腔器官功能的损害；脊髓损伤在胸髓（T_3~L_2）损害时该平面以下各种感觉缺失，双下肢呈上运动神经元性瘫痪，括约肌功能障碍，常伴束带感，T_{4-5}脊髓节段血供较差，最易发病；脊髓损伤在腰膨大（L_1~S_2）受损时出现双下肢下运动神经元性瘫痪，双下肢及会阴部位各种感觉缺失，括约肌障碍。本病中医学中属"痿证""体惰"范畴。

二、诊断

（一）临床表现

1. 脊髓休克

脊髓在遭受严重创伤和病理损害时立即发生暂时性完全性功能抑制，临床表现以迟缓性瘫痪为特征，脊髓反射包括病理反射消失，二便功能丧失，同时可伴有低血压或心排出量降低，心动过缓，体温降低及呼吸功能障碍等。脊髓休克可持续数小时至数周，脊髓损伤部位越低，其持续时间越短。出现球-海绵体反射或肛门反射或足底跖反射是脊髓休克结束的标记。

2. 脊髓损伤表现

（1）感觉功能障碍：脊髓完全损伤者受损平面以下痛觉、温度觉、触觉及本体觉等各种感觉均丧失。

（2）运动功能障碍：在脊髓休克期结束后，若上运动神经元性损伤，损伤平面以下运动功能完全丧失，肌张力增高，腱反射亢进，出现髌阵挛和踝阵挛及病理反射；若下运动神经元性损伤，损伤平面以下脊神经所支配肌肉出现松弛萎缩或肌力下降，随意运动消失。

（3）反射活动：在脊髓休克期结束后，上运动神经元受损，则损伤平面以下肢体反射会由消失转为亢进，肌张力由原来的迟缓转为痉挛，病情恶化者反射活动将再度消失；若下运动神经元受损，则相应反射活动持续消失或者减弱。

（4）膀胱功能障碍：脊髓休克期表现为尿潴留，是膀胱逼尿肌麻痹形成无张力性膀胱所致。休克期过后，若脊髓损伤在骶髓平面以上，可形成自动反射性膀胱；若脊髓损伤平面在圆锥部骶髓时，则出现尿失禁，膀胱的排空需通过增加腹压或用导尿管来排空尿液。

（5）自主神经功能障碍：多见于 T_6 及以上的高位脊髓损伤患者，临床表现为血压升高、出汗、头痛、心动过缓、阴茎异常勃起、Horner 综合征、麻痹性肠梗阻等，受损平面以下皮肤不出汗及有高热。

3. 不完全性脊髓损伤表现

（1）中央束综合征：病损累及脊髓中央，再向外周扩散。由于上肢的运动神经偏于脊髓的中央，而下肢的运动神经偏于脊髓的外周，造成上肢神经受累重于下肢，因此上肢功能障碍比下肢明显。

（2）半切综合征：只损伤脊髓半侧，由于温痛觉神经在脊髓发生交叉，因而造成损伤同侧肢体本体感觉和运动功能丧失，对侧痛温觉丧失。

（3）前束综合征：脊髓前部损伤，造成损伤平面以下的运动和痛温觉丧失，而本体感觉存在。

（4）后束综合征：脊髓后部损伤，造成损伤平面以下的本体感觉丧失，而运动和痛温觉存在。

（5）脊髓圆锥综合征：主要为脊髓骶段圆锥损伤，可引起膀胱、肠道和下肢反射消失，偶尔可以保留骶段反射。

（6）马尾综合征：椎管内腰骶神经根损伤，可引起膀胱、肠道及下肢反射消失。马尾的性质实际上是外周神经，因此有可能出现神经再生而导致神经功能逐步恢复。

（7）脊髓震荡：是指暂时性和可逆性的脊髓或马尾神经生理功能丧失，可见于单纯性压缩性骨折。

（二）辅助检查

1. X 线检查

可确定脊柱骨折部位及类型，或椎管内有无金属异物。

2. CT 检查

有利于判定移位骨折块侵犯椎管程度和发现突入椎管的骨块或椎间盘。

3. MRI 检查

可显示脊髓损伤早期的水肿、出血，并可显示脊髓损伤的各种病理变化，如脊髓受压、脊髓横断、脊髓不完全性损伤、脊髓萎缩或囊性变等。

4. SEP（体感诱发电位）

是测定躯体感觉系统（以脊髓后索为主）的传导功能的检测法。可辅助判断脊髓损伤程度。

三、治疗

中医学认为本病是由于外因致督脉受损，使气乱血逆，瘀阻经络，气血不能温煦濡养肢体所致；或由内因致病，如先天体虚、情志内伤、久病、久劳等，从而造成阴阳气血失衡、脏腑功能失调、津液气血亏虚，无法濡润四肢筋骨，致使肢体痿软不得用。

（一）中药治疗

1. 瘀血阻络

【主症】双下肢或四肢痿废无力，肌肉瘦削，手足麻木不仁，四肢青筋显露，肌肤甲错，舌痿伸缩不利，舌质暗淡或有瘀点瘀斑，脉细涩。

【治法】活血化瘀，理气通络。

【方药】圣愈汤合补阳还五汤加减。人参、黄芪、地黄、当归、当归尾、川芎、赤芍、桃仁、红花、地龙。

【方解】圣愈汤中人参、黄芪益气摄血，合以地黄、当归养血滋阴，气血双补。补阳还五汤重用黄芪大补脾胃之元气；当归尾、川芎、赤芍、桃仁、红花活血化瘀；地龙通行经络。两方合用，使气旺血行、瘀祛络通。

2. 脾肾阳虚

【主症】肢体软弱无力逐渐加重，颜面虚浮，神疲嗜卧，气短乏力，腹胀便溏，自汗气喘，动则更甚，畏寒肢冷，下肢浮肿，尿昼少夜频，舌淡胖，苔薄白，脉沉细。

【治法】健脾益气，温补肾阳。

【方药】参苓白术散合金匮肾气丸加减。人参、白术、茯苓、白扁豆、薏苡仁、山药、莲子肉、砂仁、桔梗、甘草、附子、桂枝、地黄、山茱萸、泽泻、牡丹皮。

【方解】参苓白术散中人参、白术、茯苓、白扁豆、薏苡仁、山药、莲子肉益气健脾渗湿；砂仁醒脾和胃，行气化滞；桔梗宣肺利气；甘草健脾和中，调和诸药。金匮肾气丸中附子温壮元阳；桂枝温通阳气；地黄滋补肾阴；山茱萸、山药补肝脾，益精血；泽泻、茯苓利水渗湿；牡丹皮活血化瘀。两方合用，以健脾益气、温补肾阳。

3. 肝肾亏虚

【主症】起病缓慢，渐见肢体痿软无力，尤以下肢明显，腰膝酸软，不能久立，甚至步履全废，腿胫大肉渐脱，或伴有眩晕耳鸣，舌咽干燥，舌红少苔，脉细数。

【治法】滋养肝肾，养阴填精。

【方药】六味地黄丸加减。熟地黄、山萸肉、山药、泽泻、牡丹皮、茯苓。

【方解】熟地黄滋阴补肾，填精益髓；山萸肉补养肝肾，并能涩精；山药补益脾阴，亦能固精；泽泻利湿泄浊，并防熟地黄之滋腻；牡丹皮清泄相火，并制山萸肉之温涩；茯苓淡渗脾湿，并助山药之健运。本方养阴补肾，柔肝熄风。若久病阴损及阳，症见怕冷，阳痿，小便清长，舌淡，脉沉细无力，可加补骨脂、肉桂、附子、肉苁蓉、巴戟天等温肾壮阳。中成药可选用杞菊地黄丸、二至丸等。

（二）电针治疗

【处方】脊髓损伤节段者，取脊髓损伤平面上一节段与下一节段两侧夹脊穴和对应的督脉穴位。

【随证配穴】上肢瘫者加肩髃、肩髎、扶突、天井、曲池、手三里、外关、合谷等；下肢瘫加髀关、血海、阳陵泉、足三里、悬钟、三阴交、侠溪等。

排尿障碍尿失禁者，选择肾俞，会阳；尿潴留者选用次髎（或中髎），会阳。

排便障碍者取四神聪，天枢（双侧）、支沟（双侧）、足三里（双侧）、上巨虚（双侧）、中脘等。

【方解】夹脊电针通过针刺穴位可将电刺激传导至脊髓及其包膜，在针灸以及弱电场的双重作用下，可以促进受损髓鞘再生，进而调控损伤局部微环境，降低继发性损害，促进神经再生修复以及神经功能恢复；针刺督脉以及足阳明经脉腧穴可调节周身阴阳、气血，促进脏腑经络功能恢复，同时电针选用密波，利于神经修复。神经干上的腧穴，如扶突（臂丛神经）、曲池（桡神经）、阳陵泉（腓总神经）、足三里（腓浅神经）等，可预防其支配区域出现肌萎缩，改善肢体循环，增强肌力，从而促进肢体运动功能恢复。

排尿障碍者，肾俞其穴位分布有第一腰神经后支的外侧支，深层为第一腰丛，内有第一、二腰髓侧角发出的交感神经纤维，会阳深部有阴部神经干，两者支配尿道外括约肌，控制其舒缩，而减少排尿次数。疏波能够促进神经及肌肉功能恢复。八髎穴处膀胱经又近邻督脉，同时条达督脉、膀胱经之经气，针刺此穴可通督利膀胱，启闭而畅水道。八髎穴与骶后孔相对应，内有第1~4骶神经后支走行，针刺治疗可刺激骶髓产生排尿反射，使膀胱括约肌和逼尿肌恢复正常的收缩与舒张规律，促进膀胱功能恢复。

排便障碍者，天枢可升清降浊，通利三焦，通便导滞；足三里为足阳明胃经的合穴，疏导阳明经腑气，促进胃肠蠕动。上巨虚是大肠经的下合穴，疏通肠腑气机，配合天枢、足三里穴，加强通便导滞之功；支沟疏通三焦腑气而通便，是治疗便秘的经验穴和特效穴。中脘调和胃气、通腑泻浊。

【操作】患者侧卧位，连接导线，正极在上，负极在下，脊髓损伤节段上一节段两侧夹脊穴和督脉穴位为正，脊髓损伤节段下一节段两侧夹脊穴和督脉穴位为负，选用密波，电流量以患者耐受为度。

针刺肢体穴位肩髃-天井，外关-合谷，髀关-血海，阳陵泉-悬钟，连接导线，上为正极下为负极，弛缓性瘫痪者选用疏波，电流量以针刺局部肌肉出现节律性收缩且无痛为度；痉挛性瘫痪者选用密波，电流量以针刺局部肌肉出现轻度痉挛为度。

排尿障碍尿失禁者，常规消毒，针刺得气后，2 组导线每侧上下连接，正极在上，负极在下，正极接肾俞，负极接会阳，选用疏波。尿潴留者，正极接次髎，负极接会阳，选用疏波，电流量以患者耐受为度。

排便障碍者：所有穴位针刺得气后，在两侧天枢穴接上电针，选用断续波，电流量以患者耐受为度。

以上治疗，1~2 次/d，30min/次，5 次后休息 2d。

第三节　脊髓空洞症

一、定义及病因

（一）定义

脊髓空洞症（syringomyelia）是一种慢性进行性脊髓变性疾病，病变多位于颈髓，亦可累及延髓，称为延髓空洞症（syringobulbia）。脊髓空洞症与延髓空洞症可单独发生或并发，典型临床表现为节段性分离性感觉障碍、病变节段支配区肌萎缩及营养障碍等。本病中医学中属于"痹证""痿证"范畴。

（二）病因

1. 先天性发育异常

本病常合并小脑扁桃体下疝、脊柱裂、脑积水、颈肋、弓形足等畸形，故认为是脊髓先天性发育异常引起。还有人认为是由于胚胎期脊髓神经管闭合不全或脊髓内先天性神经胶质增生导致脊髓中心变性所致。

2. 脑脊液动力学异常

颈枕区先天性异常影响脑脊液自第四脑室进入蛛网膜下腔，脑室压力搏动性增高，不断冲击脊髓中央管使之逐渐扩大，导致与中央管相通的交通型脊髓空洞症。

3. 血液循环异常

脊髓血管畸形、脊髓损伤、脊髓炎伴中央管软化扩张及蛛网膜炎等引起脊髓血液循环异常，产生脊髓缺血、坏死、液化形成空洞。

二、诊断

（一）临床表现

发病年龄多在 20~30 岁，男性多于女性。隐匿起病，进展缓慢，因空洞大小和累及脊髓的位置不同，临床表现各异，主要症状如下。

1. 感觉障碍

以感觉障碍为首发症状的居多。最早症状常为相应支配区自发性疼痛，继而出现节段性分离性感觉障碍，表现为单侧或双侧的手部、臂部、尺侧或一部分颈部、胸部的痛温觉丧失，典型呈短上衣样分布，而触觉及深感觉相对正常。如若累及三叉神经脊束核，则可出现面部痛温觉减退或缺失，呈洋葱皮样分布，由外侧向鼻唇部发展。

2. 运动障碍

前角细胞受累则相应节段支配区域出现肌萎缩、肌张力减低、腱反射减退或缺失，颈膨大区空洞致双手肌肉明显萎缩，呈"鹰爪"样。晚期可出现病变水平以下锥体束征，累及侧柱交感神经中枢（C$_8$~L$_2$侧角）出现同侧 Horner 征。

3. 神经营养性障碍及其他症状

表现为皮肤增厚，过度角化，手指苍白，指甲发脆，易致溃疡，严重者甚至出现指、趾节末端无痛性坏死脱落。晚期可有神经源性膀胱和小便失禁。

4. 空洞可累及延髓

面神经核受损可出现周围性面瘫；疑核受损可出现吞咽困难、饮水呛咳等延髓麻痹症状；舌下神经核受损可出现伸舌偏向患侧，同侧舌肌萎缩及肌束颤动；前庭小脑传导束受损，可表现为眩晕、恶心、眼球震颤、平衡障碍及步态不稳。

（二）辅助检查

1. 脑脊液检查

空洞过大致椎管梗阻和脑脊液蛋白含量增高。

2. 影像学检查

（1）X 线片可发现骨骼畸形，如脊柱侧突、隐性脊柱裂、弓形足等。

（2）延迟脊髓 CT 扫描（DMCT），在蛛网膜下腔注入水溶性造影剂，CT 检查可清晰显示出高密度的空洞影像。

（3）MRI 矢状位图像可清晰显示空洞的位置、大小、范围以及是否合并 Arnold-Chiari 畸形等。

三、治疗

中医学认为，本病病机为先天肾精不足，精不化血则髓骨失养，致四肢痿软不用；或因后天脾胃虚弱，气血化生不足，筋脉失于濡养而致痿。

（一）中药治疗

1. 肾精不足

【主症】肢体软弱无力逐渐加重，尤以下肢明显，腰膝酸软，不能久立，甚至步履全废，或伴有晕眩耳鸣，遗精或遗尿，舌红，少苔，脉细数。

【治法】补肾益气，填精益髓。

【方药】补肾益精填髓方。熟地黄、山茱萸、山药、菟丝子、黄精、鸡血藤、当归、鹿角胶、全蝎、白术、甘草

【方解】熟地黄补血滋阴，尤以补肝肾之阴见长，益精填髓，为壮水之良药；山茱萸补益肝肾、养髓荣筋；山药补脾养肺、固肾益精。熟地黄、山茱萸、山药三药配伍，肾、肝、脾三阴并补。菟丝子补肾益精、养肝明目，黄精滋肾填精、补脾益气，菟丝子、黄精配伍既补肾滋阴，又强筋健骨。鸡血藤活血舒筋、养血调经，当归补血活血、调经止痛，当归、鸡血藤配伍能通达四肢，活血通络。当归与熟地黄配伍加强补髓功效。鹿角胶壮督脉之阳，益肾补虚，暖精活血，壮筋骨，强腰膝；全蝎搜风通络止痛；白术与熟地黄、山药相伍可双补脾肾，滋阴固涩；甘草调和诸药。

2. 脾肾两虚

【主症】四肢麻木不仁，痿软无力，颜面虚浮，神疲嗜卧，腹胀便溏，自汗气喘，动则更甚，畏寒肢冷，下肢浮肿，尿昼少夜频，舌淡胖，苔薄白，脉沉细。

【治法】健脾益气，活血补血。

【方药】八珍汤。当归、川芎、熟地黄、白芍、人参、甘草、茯苓、白术。

【方解】本方为四君子汤与四物汤合方而成。方中人参与熟地黄为君药，人参补气生血，熟地黄补血滋阴。臣以白术补气健脾，当归补血和血。佐以茯苓健脾养心，芍药养血敛阴；川芎活血行气，以使补而不滞，炙甘草益气和中，煎加姜枣，调和脾胃，以助气血生化，共为佐使。诸药相合，共成健脾益气补血之效。

（二）电针治疗

【处方】以夹脊穴、督脉以及足阳明经脉腧穴为主，根据病症加选其他经脉腧穴。主穴取风池穴，供血穴；根据脊髓损伤的节段，取脊髓损伤平面上下两侧夹脊穴 2~4 对；取督脉的百会、风府、大椎、神道、至阳、筋缩、脊中、命门等穴。

【随证配穴】上肢瘫者加肩髃、肩髎、扶突、天井、曲池、手三里、外关、合谷等；下肢瘫者加髀关、血海、阳陵泉、足三里、悬钟、三阴交、侠溪等；排尿障碍者加肾俞、会阳等；吞咽、发音困难者加外金津、玉液、廉泉。

【方解】风池，供血在电针作用下可促进项部肌肉跳动以拉动第四脑室正中孔及侧孔加大，促进脑积水进入蛛网膜下腔，防止脊髓中央管扩大形成空洞；夹脊电针通过针刺穴位可将电刺激传导至脊髓及其包膜，在针灸以及弱电场的双重作用下，可以促进受损髓鞘再生，进而调控损伤局部微环境，降低继发性损害，促进神经再生修复以及神经功能恢复；针刺督脉以及足阳明经脉腧穴可调节周身阴阳、气血，促进脏腑经络功能恢复；神经干上的腧穴，如扶突（臂丛神经）、曲池（桡神经）、阳陵泉（腓总神经）、足三里（腓浅神经）等，针刺得气后连接电针仪器可预防其支配区域出现肌萎缩，改善肢体循环，增强肌力，从而促进肢体运动功能恢复。

【操作】患者侧卧位，常规消毒后，进行针刺，针刺夹脊穴、督脉得气后，连接导线，同侧上下为一组，上为正极，下为负极；针刺上述其余穴位得气后，风池–供血，肩髃–天井，外关–合谷，髀关–血海，阳陵泉–悬钟连接导线，上为正极，下为负极，弛缓性瘫痪者选用疏波，电流量以针刺局部肌肉出现节律性收缩且无痛为度；痉挛性瘫痪者选用密波，电流量以针刺局部肌肉出现轻度痉挛为度。1 次/d，30min /次，5d 后休息 2d。

第四节　脊髓亚急性联合变性

一、定义及病因

脊髓亚急性联合变性（subacute combined degeneration of the spinal cord，SCD）是由于维生素 B_{12} 的摄入、吸收、结合、转运或代谢障碍导致体内含量不足而引起的中枢和周围神经系统变性的疾病。病变主要累及脊髓后索、侧索及周围神经等，临床表现为双下肢深感觉缺失、感觉性共济失调、痉挛性瘫痪及周围性神经病变等，常伴有贫血等症状。本病中医学中属于"风痹""骨摇"范畴。

二、诊断

（一）临床表现

（1）多在中年后起病，无明显性别差异，起病呈急性或慢性。

（2）早期多有贫血、倦怠、腹泻等病史，伴血清维生素 B12 减低。神经症状最早表现为手指、足趾末端出现对称性持续性刺痛、麻木以及烧灼等感觉异常，且往往从足趾开始逐渐累及上肢，少数患者四肢远端感觉减退，呈手套-袜套样。随着病情发展，出现双手动作笨拙，双下肢无力、发硬、步态不稳，检查可见步态蹒跚、步基增宽、Romberg 征阳性等。有些患者屈颈时出现由脊背向下放射的触电感（Lhermitte 征）。

（3）双下肢可呈不完全性痉挛性瘫痪，表现为肌张力增高、腱反射亢进和病理征阳性，如周围神经病变较重时，则表现为肌张力减低、腱反射减弱，但病理征常为阳性。括约肌功能障碍出现较晚。

（4）可见精神异常如易激惹、抑郁、幻觉、精神错乱、类偏执狂倾向，认知功能减退甚至痴呆。

（二）辅助检查

1. 周围血象及骨髓涂片检查

提示巨细胞低色素性贫血，血网织红细胞数减少，维生素 B_{12} 含量减低（正常值 220~940pg/mL）。血清维生素 B_{12} 含量正常者应做 Schilling 试验（口服放射性核素 [57] 钴标记维生素 B_{12}，测定其在尿、便中的排泄量），可发现维生素 B_{12} 吸收障碍。

2. 胃液分析

注射组织胺后作胃液分析，可发现抗组胺性胃酸缺乏。

3. 脑脊液检查

多数正常，少数可有轻度蛋白增高。

4. MRI 检查

可示脊髓病变部位呈条形、点片状病灶，T_1低信号，T_2高信号。

三、治疗

中医学认为，本病病机为后天脾胃虚弱，气血化生不足，则四肢筋脉失于濡养，故发本病；久病伤精，肾精不足则精血不化，髓骨失养，使肢体痿软无力，步态不稳，小便不利，痴呆。

（一）中药治疗

1. 气血亏虚

【主症】肢体麻木，软弱无力，颜面苍白，神疲嗜卧，气短乏力，自汗气喘，动则更甚，舌质淡，苔白，脉细。

【治法】益气补血。

【方药】八珍汤。当归、川芎、熟地黄、白芍、人参、甘草、茯苓、白术。

【方解】本方为四君子汤与四物汤合方而成。方中人参与熟地黄为君药，人参补气生血，熟地黄补血滋阴。臣以白术补气健脾，当归补血和血。佐以茯苓健脾养心，芍药养血敛阴；川芎活血行气，以使补而不滞，炙甘草益气和中，煎加姜枣，调和脾胃，以助气血生化，共为佐使。诸药相合，共奏益气补血之效。

2. 脾肾两虚

【主症】肢体软弱无力逐渐加重，腰膝酸软，腹胀便溏，畏寒肢冷，尿急或尿闭，舌淡，苔薄白，脉细无力。

【治法】健脾益肾。

【方药】金匮肾气丸。熟地黄、山茱萸、山药、泽泻、牡丹皮、茯苓。

【方解】熟地黄能滋肾填精，山茱萸养阴涩精，山药补脾固精，以上三药配合能滋肾阴、养肝血、益脾阴而涩精止遗；泽泻能清泄肾火，并能防止熟地黄之滋腻作用；牡丹皮能清泻肝火，并能制止山茱萸的温燥性；茯苓淡渗脾湿，能助山药健脾之功效。

（二）电针治疗

【处方】以夹脊穴、督脉以及足阳明经脉腧穴为主，根据病症加选其他经脉腧穴。

【主穴】根据脊髓损伤的节段，取脊髓损伤平面上下两侧夹脊穴 2~4 对及同节段督脉腧穴，取督脉的百会、风府、大椎、神道、至阳、筋缩、脊中、命门等穴。

【随证配穴】上肢瘫者加肩髃、肩髎、扶突、天井、曲池、手三里、外关、合谷等；下肢瘫加髀关、血海、阳陵泉、足三里、悬钟、三阴交、侠溪等；排尿障碍者加肾俞、会阳等；认知障碍加情感区（印堂直上两寸及与目内眦平行的两个穴位）。

【方解】夹脊电针通过针刺穴位可将电刺激传导至脊髓及其包膜，在针灸以及弱电场的双重作用下，可以促进受损髓鞘再生，进而调控损伤局部微环境，降低继发性损害，促进神经再生修复以及神经功能恢复；针刺督脉、夹背穴以及足阳明经脉腧穴可调节周身阴阳、气血，促进脏腑经络功能恢复；神经干上的腧穴，如扶突（臂丛神经）、曲池（桡神经）、阳陵泉（腓总神经）、足三里（腓浅神经）等，针刺得气后连接导线可预防其支配区域出现肌萎缩，改善肢体循环，增强肌力，从而促进肢体运动功能恢复。情感区给予一定时间的针灸刺激，可以使刺激信号通过高阻抗的颅骨作用在大脑皮层上，进而兴奋神经细胞，改善其认知功能以及抑郁焦虑等情绪问题。

【操作】患者侧卧位，常规消毒后，进行针刺，针刺夹脊穴及同节段督脉腧穴得气后，连接导线，同侧上下为一组，上为正极下为负极；针刺上述其余穴位得气后，肩髃-扶突，外关-合谷，髀关-血海，阳陵泉-悬钟，肾俞-会阳，5 组穴位连接导线，上为正极下为负极，弛缓性瘫痪者选用疏波，电流量以针刺局部肌肉出现节律性收缩且无痛为度；痉挛性瘫痪者选用密波，电流量以针刺局部肌肉出现轻度痉挛且无痛为度，1 次/d，30min/次，治疗 5 次后休息 2d。

第五节　运动神经元病

一、定义及病因

运动神经元病（motor neuron disease，MND）是一系列以上、下运动神经元改变为突出表现的慢性进行性神经系统变性疾病。临床表现为上、下运动神经元损害的不同组合，特征表现为肌无力和萎缩、延髓麻痹及锥体束征。通常感觉系统和括约肌功能不受累。该病确切致病机制迄今未明，但目前较为集中的认识是在遗传背景上的氧化损害和兴奋性毒性作用共同损害了运动神经元，主要影响了线粒体和细胞骨架的结构和功能。中医学属"痿证""风痱"范畴。

二、诊断

（一）临床表现

通常起病隐匿，缓慢进展，偶见亚急性进展者。由于损害部位的不同，临床表现为肌无力、肌萎缩和锥体束征的不同组合。

1. 肌萎缩性侧索硬化

为常见类型。病损累及脊髓前角细胞与锥体束，故出现上、下运动神经元同时损害的临床特征。常见首发症状为一侧或双侧手指活动笨拙、无力，随后出现手部小肌肉萎缩，以大、小鱼际肌、骨间肌、蚓状肌最为明显，双手可呈爪形手，逐渐延及前臂、上臂和肩胛带肌群，病变部位伴有明显肌束颤动。随着病程的延长，肌无力和萎缩扩展至躯干和颈部，最后累及面肌和咽喉肌。少数病例肌萎缩和无力从下肢或躯干肌开始。双上肢肌萎缩，肌张力增高，但腱反射亢进，Hoffmann 征阳性；双下肢痉挛性瘫痪，肌萎缩和肌束颤动较轻，肌张力高，腱反射亢进，Babinski 征阳性。

2. 进行性肌萎缩

病变累及脊髓前角细胞和脑干运动神经核，表现为下运动神经元损害的症状和体征。首发症状常为单手或双手小肌肉萎缩、无力，逐渐累及前臂、上臂及肩胛带肌群。少数病例肌萎缩可从下肢开始。受累肌肉萎缩明显，肌张力降低，可见肌束颤动，腱反射减弱，病理反射阴性。本型进展较慢，病程可达 10 年以上。

3. 进行性延髓麻痹

较为少见。病损累及脑干，导致其所支配的舌肌、唇肌以及咽喉肌等萎缩无力，表现为构音障碍、吞咽困难、饮水呛咳以及肌束颤动等，上述症状多为进行性加重。病情进展较快，多在 1~2 年内因呼吸肌麻痹或肺部感染而死亡。

4. 原发性侧索硬化

多在中年以后发病，起病隐袭。病变常累及下胸段的皮质脊髓束，出现双下肢对称性僵硬、乏力，行走呈剪刀步态。该病进展缓慢，如若累及颈段皮质脊髓束，则表现为四肢肌张力痉挛性增高、腱反射亢进、病理反射阳性；如双侧皮质脑干束受损，可出现假性延髓麻痹表现。

（二）辅助检查

1.肌电图

延髓、颈、胸与腰骶不同神经节段所支配的肌肉在静息状态下可见纤颤电位、正锐波，小力收缩时运动单位时限增宽、波幅增大、多相波增加，大力收缩时募集相减少，呈单纯相；运动神经传导检查可能出现复合肌肉动作电位波幅减低，较少出现运动神经传导速度异常，感觉神经传导检查多无异常。

2. 脑脊液检查

腰穿压力正常或偏低，脑脊液检查正常或蛋白有轻度增高，免疫球蛋白可能增高。

3. 血液检查高

血清肌酸磷酸激酶活性正常或者轻度增高而其同工酶不高。免疫功能检查可能出现异常。

4. CT 和 MRI 检查

显示脊髓变细（腰膨大和颈膨大处较明显）。

5. 肌肉活检

可见神经源性肌萎缩的病理改变。

三、治疗

中医认为肝脾肾三脏虚损是本病的内在原因，而脉络瘀滞是本病缠绵难愈的主要机制。

（一）中药治疗

1. 脾肾阳虚

【主症】肢体软弱无力逐渐加重，颜面虚浮，神疲嗜卧，气短乏力，腹胀便溏，自汗气喘，动则更甚，畏寒肢冷，下肢浮肿，尿昼少夜频，舌淡胖，苔薄白，脉沉细。

【治法】温补肾阳，健脾益气。

【方药】参苓白术散合金匮肾气丸加减。人参、白术、茯苓、白扁豆、薏苡仁、山药、莲子肉、砂仁、桔梗、甘草、附子、桂枝、地黄、山茱萸、泽泻、牡丹皮。

【方解】参苓白术散中人参、白术、茯苓、白扁豆、薏苡仁、山药、莲子肉益气健脾渗湿；砂仁醒脾和胃，行气化滞；桔梗宣肺利气；甘草健脾和中，调和诸药。金匮肾气丸中附子温壮元阳；桂枝温通阳气；地黄滋补肾阴；山茱萸、山药补肝脾益精血；泽泻、茯苓利水渗湿；牡丹皮活血化瘀。两方合用，以健脾益气、温补肾阳。

2. 脾胃虚弱

【主症】肢体软弱无力逐渐加重，神疲肢倦，肌肉萎缩，少气懒言，纳呆便溏，面色㿠白或萎黄无华，面浮，舌质淡，舌苔薄白，脉细弱。

【治法】益气和胃，渗温健脾。

【方药】参苓白术散加减。人参、白术、茯苓、白扁豆、薏苡仁、山药、莲子肉、砂仁、桔梗、甘草。

【方解】人参、白术、茯苓、白扁豆、薏苡仁、山药、莲子肉益气健脾渗湿；砂仁醒脾和胃，行气化滞；桔梗宣肺利气；甘草健脾和中，调和诸药。全方具有补中气、渗湿浊、行气滞、使脾气健运的作用。

3. 肝肾阴虚

【主症】双下肢或四肢痿废无力，肌肉萎缩，腰脊酸软，少寐，心烦口干，或伴眩晕、耳鸣、遗精早泄，或月经不调，舌红少苔，脉沉细数。

【治法】滋养肝肾，养阴填精。

【方药】六味地黄丸等。熟地黄、山萸、山药、泽泻、牡丹皮、茯苓。

【方解】熟地黄滋阴补肾，填精益髓；山萸肉补养肝肾，并能涩精；山药补益脾阴，亦能固精；泽泻利湿泄浊，并防熟地黄之滋腻恋邪；牡丹皮清泄相火，并制山萸肉之温涩；茯苓淡渗脾湿，并助山药之健运。本方养阴补肾，柔肝熄风。

4. 脉络瘀阻

【主症】双下肢或四肢痿废无力，肌肉瘦削，手足麻木不仁，四肢青筋显露，肌肤甲错，舌痿伸缩不利，舌质暗淡或有瘀点瘀斑，脉细涩。

【治法】活血化瘀，理气通络。

【方药】圣愈汤合补阳还五汤加减。人参、黄芪、地黄、当归、川芎、赤芍、桃仁、红花、当归尾、地龙。

【方解】圣愈汤中人参、黄芪益气摄血，合以地黄、当归养血滋阴，气血双补。补阳还五汤重用黄芪大补脾胃之元气；川芎、赤芍、桃仁、红花、当归尾活血祛瘀；地龙通行经络。两方合用，使气旺血行、瘀祛络通。

（二）电针治疗

【处方】以夹脊穴、督脉以及足阳明经脉腧穴为主，根据病症加选其他经脉腧穴。

【主穴】根据脊髓损伤的节段，取脊髓损伤平面上下两侧夹脊穴 2~4 对及同节段督脉腧穴，取督脉的百会、风府、大椎、神道、至阳、筋缩、脊中、命门等穴。

【随证配穴】上肢瘫者加肩髃、肩髎、扶突、天井、曲池、手三里、外关、合谷等；下肢瘫加髀关、血海、阳陵泉、足三里、悬钟、三阴交、侠溪等。

【方解】夹脊电针通过针刺穴位可将电刺激传导至脊髓及其包膜，在针灸以及弱电场的双重作用下，可以促进受损髓鞘再生，进而调控损伤局部微环境，降低继发性损害，促进神经再生修复以及神经功能恢复；针刺督脉、夹背穴以及足阳明经脉腧穴可调节周身阴阳、气血，促进脏腑经络功能恢复；神经干上的腧穴，如扶突（臂丛神经）、曲池（桡神经）、阳陵泉（腓总神经）、足三里（腓浅神经）等，针刺得气后连接电针仪器可预防其支配区域出现肌萎缩，改善肢体循环，增强肌力，从而促进肢体运动功能恢复。

【操作】患者侧卧位，常规消毒后，进行针刺，针刺夹脊穴及同节段督脉腧穴得气后，连接导线，同侧上下为一组，上为正极下为负极；针刺上述其他穴位得气后，肩髃-扶突，外关-合谷，髀关-血海，阳陵泉-悬钟，4 组穴位连接导线，上为正极下为负极，弛缓性瘫痪者选用疏波，电流量以针刺局部肌肉出现节律性收缩且无痛为度；痉挛性瘫痪者选用密波，电流量以针刺局部肌肉出现轻度痉挛且无痛为度，1 次/d，30min /次，5 次后休息 2d。

第六章　脑血管疾病

第一节　短暂性脑缺血发作

一、定义及病因

短暂性脑缺血发作（transient ischemic attack，TIA）为神经内科常见病、多发病，该病是多种原因导致椎-基底动脉或颈动脉短暂性供血不足而引起脑组织产生短暂性或局灶性缺血、缺氧的疾病。常突然发病，引起神经功能障碍或视网膜障碍，但相应主症与体征持续时间短，临床主症一般持续 10~20min，可在 24h 内恢复正常，且恢复后可能遗留神经系统功能损伤。TIA 可以反复发作，早期发生提示卒中的风险很高，是脑梗死的预警信号，极易进展为脑梗死或出现心肌梗死等血栓栓塞事件，致残率较高。

TIA 好发于 50~70 岁年龄段的中老年人，男性多于女性，发病多与动脉粥样硬化、动脉狭窄、颈部动脉扭曲受压、脑血管痉挛、心脏病、血液成分改变及血流动力学异常等多种病因及多种途径有关。本病在中医学范围内归属"中风先兆""眩晕"。

二、诊断

（一）临床表现

TIA 主症呈反复发作，具有发作短暂性、可逆性、反复性的临床特征。

1. 椎基底动脉系统短暂性脑缺血发作

（1）最常见的主症是眩晕、恶心、呕吐，大多数不伴有耳鸣，为脑干前庭系统缺血的表现。少数伴有耳鸣，是迷路动脉缺血的主症。不伴有其他后循环缺血主症的孤立性眩晕多数不是短暂性脑缺血发作。

（2）交叉性感觉障碍（病变侧面部及对侧半身感觉障碍）和脑神经交叉性瘫痪

（病变侧脑神经麻痹和对侧肢体瘫痪）是椎–基底动脉系统短暂性脑缺血发作的特征性主症。一侧或两侧视力障碍或视野缺损是大脑后动脉缺血所致。

（3）可能出现的主症包括复视（眼外肌麻痹）、交叉性感觉障得（Wallenberg综合征）、眼震、脑神经交叉性瘫痪、吞咽困难和构音障碍（真性或假性球麻痹）、共济失调及平衡障碍、意识障碍等。脑干网状结构缺血可引起跌倒发作，尚可出现短暂性全面遗忘症发作。

2. 颈内动脉系统短暂性脑缺血发作

（1）常见主症包括病变对侧发作性的肢体单瘫、偏瘫和面瘫，病变对侧肢体瘫痪或偏身麻木。

（2）特征性主症包括病变侧单眼一过性黑蒙或失明（眼动脉受累所致），对侧偏瘫及感觉障碍；同侧Horner综合征，对侧偏瘫及感觉障碍；优势半球受累可出现失语，非优势半球受累可出现体象障碍。

（3）可能出现的主症有病灶对侧同向性偏盲。

（二）辅助检查

脑CT检查或脑MRI检查大多正常，部分病例（发作时间>60min）于弥散加权MRI可见片状缺血灶。脑CTA、脑MRA及脑DSA检查可见血管狭窄、动脉粥样硬化斑。脑TCD检测可发现颅内动脉狭窄，并可进行血流状况评估和微栓子监测。神经学检查可能发现轻微的脑功能损害。

三、治疗

（一）中药治疗

1. 肝阳上亢

【主症】眩晕，耳鸣，头目胀痛，口苦，失眠多梦，遇烦劳郁怒而加重，甚至仆倒，急躁易怒，肢体震颤，舌红苔黄，脉弦数。

【治法】平肝潜阳，熄风祛火。

【方药】天麻钩藤饮加减。天麻、钩藤、石决明、川牛膝、桑寄生、杜仲、栀子、黄芩、益母草、朱茯神、首乌藤。

【方解】若口苦目赤，烦躁易怒者，加龙胆草、川楝子、夏枯草；若目涩耳鸣，腰酸膝软者，加枸杞子、生地黄、玄参；若目赤便秘者，加大黄、芒硝或佐用当归龙荟丸；若眩晕剧烈，兼见手足麻木或震颤者，加磁石、珍珠母、羚羊角粉（水牛角粉代）等。

2. 痰湿中阻

【主症】眩晕，头重昏蒙，或伴视物旋转，胸闷恶心，呕吐痰涎，食少多寐，舌红苔白腻，脉濡滑。

【治法】祛湿化痰。

【方药】半夏白术天麻汤加减。半夏、白术、天麻、橘红、茯苓、甘草、生姜、大枣。

【方解】若呕吐频作者，加胆南星、天竺黄、竹茹、旋覆花；若脘闷纳呆，加砂仁、白豆蔻、佩兰；若耳鸣重听，加郁金、石菖蒲、磁石；若头痛头胀，心烦口苦，渴不欲饮者，宜用黄连温胆汤。

3. 瘀血阻窍

【主症】眩晕，头痛，兼健忘，失眠，心悸，耳鸣耳聋，精神不振，面唇紫暗，舌暗有瘀斑，脉涩。

【治法】活血通窍。

【方药】通窍活血汤加减。赤芍、川芎、桃仁、红花、麝香、老葱、鲜姜、大枣、酒。

【方解】若兼见神疲乏力，少气自汗等症，加入黄芪、党参；若兼心烦面赤，舌红苔黄者，加栀子、连翘、薄荷、菊花；若兼畏寒肢冷，感寒加重，加附子、桂枝；若头颈部不能转动者，加威灵仙、葛根、豨莶草等。

4. 气血亏虚

【主症】眩晕，动则加剧，劳累即发，面色㿠白，神疲乏力，倦怠懒言，唇甲不华，发色不泽，心悸少寐，舌淡苔薄白，脉细弱。

【治法】补益气血。

【方药】归脾汤加减。人参、黄芪、白术、茯神、酸枣仁、龙眼肉、木香、甘草、当归、远志、生姜、大枣。

【方解】若气短乏力，神疲便溏者，可合用补中益气汤；若自汗时出，易于感冒，当重用黄芪，加防风、浮小麦；若脾虚湿盛，腹胀纳呆者，加薏苡仁、扁豆、泽泻等；若兼见形寒肢冷，腹中隐痛，可加肉桂、干姜；若血虚较甚，面色白，唇舌色淡者，可加熟地黄、阿胶；兼见心悸怔忡，少寐健忘者，可酌加柏子仁、酸枣仁、首乌藤及龙骨、牡蛎。

（二）电针治疗

【处方】百会、风池、供血、翳风、翳明、天柱、人迎、曲池、足三里，辨证加减取穴。

1. 实证

【治法】平肝、化痰、熄风、定眩，毫针泻法。

【处方】肝阳上亢加太冲、行间；痰湿中阻加丰隆、中脘、内关；瘀血阻窍加膈俞、三阴交。

2. 虚证

【治法】益气养血、定眩，毫针补法。

【处方】肝俞、肾俞、脾俞、三阴交、气海。

【方解】以上穴位有利于加速颅脑内血液循环，改善脑血管痉挛。

【操作】导线分别连接同侧穴位，风池穴为正极，供血穴为负极，选用疏波，1次/d，30min/次，5次后休息2d。

第二节　腔隙性脑梗死

一、定义及病因

腔隙性脑梗死（lacunar cerebral infarction）是指大脑半球或脑干深部的小穿通动脉及其分支在动脉硬化等病理因素的基础上，血管壁发生病变，导致管腔闭塞，形成微小的梗死灶。腔隙性脑梗死常见的发病部位有壳核、尾状核、内囊、丘脑及脑桥等，其为直径0.2~15mm的囊性病灶，呈多发性，梗死灶仅稍大于血管直径，坏死组织被吸收后可残留细小囊腔，临床上可无任何表现。

腔隙性脑梗死发病多是由各种原因引起的脑部小动脉病变，导致管腔狭窄或闭塞，如高血压引起的小动脉玻璃样变，动脉粥样硬化形成小血栓阻塞，还有血流动力学异常、血液成分异常或各种类型微栓子阻塞小动脉等。本病在中医学范围内归属"中风先兆""中风"。

二、诊断

（一）临床表现

腔隙性脑梗死起病急，一般无头痛，也无意识障碍。由于病灶较小，患者可无明显的临床主症，有主症者可表现为偏瘫、构音障碍、共济失调等，会引起肺部感染、吞咽困难、痴呆等并发症。

1. 典型主症

（1）纯运动性轻偏瘫累及同侧面部和肢体，瘫痪程度大致均等，不伴有感觉障碍、视野改变及语言障碍，病变部位在内囊、放射冠或脑桥等处。

（2）构音障碍-手笨拙综合征表现为构音障碍、吞咽困难、病变对侧面瘫、手轻度无力及精细运动障碍，病变常位于脑桥基底部或内囊。

2. 其他主症

（1）单纯感觉障碍表现为偏身感觉障碍，可伴有感觉异常，病变位于丘脑腹后外侧核。

（2）共济失调性轻偏瘫表现为轻偏瘫，合并有瘫痪侧肢体共济失调，常下肢重于上肢，病变多位于脑桥基底部、内囊或皮质下白质。

（二）辅助检查

中老年患者，有多年高血压病史，急性起病，出现局灶性神经功能缺损，头部CT 或 MRI 检查可发现相应的脑部有符合小穿支动脉闭塞特征的病灶，可作出诊断。

脑 CT 检查对于发病早期与脑出血的鉴别很重要，在早期多正常，多数病例在发病 24~48h 内可出现小低密度病灶。与脑 CT 相比，脑 MRI 检查可以发现更小病灶的梗死。脑 DSA、脑 CTA 和脑 MRA 可以发现血管狭窄、闭塞即其他血管病变，其中脑 DSA 是脑血管病变检查的金标准。血糖、血脂、血液黏稠等检测可见异常增高。

三、治疗

腔隙性脑梗死的治疗原则同本章第三节脑梗死的治疗。

第三节　脑梗死

一、定义及病因

脑梗死（cerebral infarction）是指脑局部供血障碍导致的脑组织缺血、缺氧而引起的脑组织软化、坏死，从而产生相应神经系统功能缺损主症的综合征，又称缺血性脑卒中。其临床上出现的体征常较为典型，如口眼歪斜、偏瘫、失语、吞咽障碍等。研究显示，伴有不同程度和类型的肢体运动障碍为其主症的脑卒中患者可高达 65% 之多，而接近 50% 的偏身瘫痪的患者可能患有某种程度和类型的感觉障碍，这些并发症在脑梗死患者中发生比例较高且严重损害患者的自主生存能力和生活质量。

脑梗死好发于 50~65 岁患有动脉粥样硬化、高血压的人群。主要病因包括动脉粥样硬化、高血压小动脉硬化等引发的血管壁病变、异常物体进入脑血液循环、血液成分改变等。其表现出的主症与梗死的部位、受损区侧支循环情况、参与供血的动脉变异以及既往脑细胞损失情况有关。精神刺激或可诱发本病的发生。本病在中医学范围内归属"中风"。

二、诊断

（一）临床表现

1. 典型主症

脑梗死可以导致头痛、眩晕、恶心、呕吐等主观主症或脑神经主症及躯体主症，部分患者会出现痴呆、精神行为异常及步态异常等主症，还可并发脑水肿、脑疝等疾病。

（1）大动脉粥样硬化性脑梗死。

主要为局灶性神经功能缺损的主症和体征，如偏瘫、偏身感觉障碍、失语、共济失调等，部分可有头痛、呕吐、昏迷等全脑主症。患者一般意识清楚，在发生基底动脉闭塞或大面积脑梗死时，病情严重，出现意识障碍，甚至有脑疝形成，最终导致死亡。

（2）心源性栓塞性脑梗死。

多数患者有短时间的意识障碍，患者可在短时间内出现昏迷，有时还可出现癫痫发作。临床表现同大动脉粥样硬化性脑梗死，取决于栓塞的血管及阻塞的部位，出现局灶性神经功能缺损表现。

此外，患者还可有心脏疾病、皮肤、黏膜栓塞或其他脏器栓塞表现。

（3）小动脉闭塞性脑梗死。

患者多数表现为腔隙性脑梗死。

（4）脑分水岭梗死。

可有中枢性偏瘫及偏身感觉障碍、偏盲、精神障碍、强握反射、皮质感觉障碍、轻偏瘫等。针对不同的梗死部位，临床表现有一定差异。

（5）大面积脑梗死。

通常由颈内动脉主干、大脑中动脉主干闭塞或皮质支完全性卒中导致。患者多表现为病灶对侧完全性偏瘫、偏身感觉障碍及向病灶对侧凝视麻痹。病程呈进行性加重，易出现明显的脑水肿和颅内压增高征象，甚至发生脑疝死亡。

（6）出血性脑梗死。

常见于大面积脑梗死后，由于脑梗死灶内的动脉自身营养血管同时缺血，导致动脉血管壁损伤、坏死，在此基础上如果血管腔内血栓溶解或其侧支循环开放等原因使易损伤血管血流得到恢复，则血液会从破损的血管壁漏出，引发出血性脑梗死。

（7）其他主症。

反复脑梗死或者慢性期患者可以出现痴呆，精神行为异常及步态异常等主症。

2. 并发症

（1）脑水肿。

脑梗死可引发脑水肿，即脑组织内液体含量过多贮积引起脑体积增大的一种病理状态，从而使颅内压升高，患者可有呕吐、恶心、甚至突发失明的出现。

（2）脑疝。

脑梗死引发的脑水肿可引发弥漫性脑肿胀，使颅内局部或整体压力增高，形成压强差，造成脑组织移位、嵌顿，导致脑组织、血管及脑神经受压，产生一系列危急的临床综合征。

（二）辅助检查

1. 脑 CT 检查

发病后应尽快进行 CT 检查，虽早期有时不能显示病灶，但对排除脑出血至关重要。多数病例发病 24h 后方逐渐显示低密度梗死灶，发病后 2~15d 可见均匀片状或楔形的明显低密度灶。大面积脑梗死由脑水肿和占位效应，出血性梗死呈混杂密度。发病后 2~3 周内由于病灶水肿消失导致病灶与周围正常组织密度相当，CT 上难以分辨，称为"模糊效应"。增强扫描有诊断意义，梗死后 5~6d 出现增强现象，1~2 周最明显。

2. 脑 MRI 检查

能清晰显示早期缺血性梗死、脑干、小脑梗死、静脉窦血栓形成等。MRI 弥散加权成像可早期显示缺血病变（发病 2h 内），为早期治疗提供重要信息。

3. 脑 MRA、脑 CTA 和脑 DSA

可以发现血管狭窄、闭塞及其他血管病变，可以为卒中的血管内治疗提供依据。MRA 和 CTA 二者对脑血管病变的敏感度及特异性均较脑血管超声更高，因而可作为脑血管评估的可靠检查手段。DSA 是评价颅内外动脉血管病变最准确的诊断手段，也是衡量脑血管病变程度的金标准，因而其往往也是血管内干预前反映脑血管病变最可靠的依据。

4. 脑 TCD

可发现颈动脉及颈内动脉的狭窄、动脉粥样硬化斑块或血栓形成。

5. 超声心动图检查

可发现心脏附壁血栓、心房粘液瘤和二尖瓣脱垂，对脑梗死不同类型的鉴别诊断有意义。

6. 血液检查

血常规、凝血功能、血糖、血脂水平、肝肾功能、心电图，胸片等，这些检查有助于明确患者的基本情况，有利于发现脑梗死的危险因素，部分检查结果还有助于病因的判断。

7. 脑灌注检查

目的在于评估脑动脉血流在不同脑区域的分布情况，发病早期快速完成的灌注影像检查可区分核心梗死区和缺血半暗带区域，从而有助于选择再灌注治疗的合适病例，此外其还有评估神经保护药疗效、手术干预前评估等作用。

8. 脑功能评定

主要包括功能磁共振、脑电图等对认知功能及情感状态等特殊脑功能的检查方法。

三、治疗

（一）中药治疗

1. 急性期（中经络）

（1）风痰阻络。

【主症】头晕，头痛，手足麻木，突然发生口舌歪斜，口角流涎，舌强言謇，半身不遂或手足拘挛，舌苔薄白或紫暗，或有瘀斑，脉弦涩或弦滑。

【证机概要】风痰上扰，肝阳化风，痹阻经脉。

【治法】平肝熄风，活血通络。

【方药】半夏白术天麻汤加减。半夏、天麻、白术、茯苓、橘红、甘草、生姜、大枣。

【方解】半夏燥湿化痰，降逆止呕；天麻平肝熄风；白术、茯苓健脾祛湿；橘红理气化痰；甘草调和诸药；生姜、大枣调和脾胃。诸药合用，共奏平肝熄风、化痰通络之功。

（2）风阳上扰。

【主症】常感眩晕头痛，耳鸣面赤，腰腿酸软，突然发生口舌歪斜，语言謇涩，半身不遂，苔薄黄，舌质红，脉弦细数或弦滑。

【证机概要】肝肾阴虚，痰热内蕴，风阳上扰，经脉痹阻。

【治法】镇肝熄风，育阴潜阳。

【方药】天麻钩藤汤加减。天麻、钩藤、石决明、川牛膝、杜仲、寄生、栀子、黄芩、益母草、夜交藤、茯神。

【方解】天麻、钩藤平肝熄风；石决明平肝潜阳，除热明目；川牛膝引血下行，活血利水；杜仲、寄生补益肝肾；栀子、黄芩清肝降火；益母草平降肝阳；夜交藤、茯神宁心安神。诸药合用，共奏补益肝肾、平肝熄风之功。

2. 急性期（中脏腑）

1）闭证

突然昏仆，不省人事，牙关紧闭，口噤不开，两手握固，肢体偏瘫，拘急，抽搐。由于有痰火和痰浊内闭之不同，故有阳闭、阴闭之分。

（1）阳闭。

【主症】除闭证主要主症外，兼见面红气粗，躁动不安，舌红苔黄，脉弦滑有力。

【证机概要】肝阳暴张，气血上逆，痰火壅盛，清窍被扰。

【治法】清肝熄风，豁痰开窍。

【方药】先服(或用鼻饲法)安宫牛黄丸，并用羚角钩藤汤加减。牛黄、水牛角、麝香、黄连、黄芩、山栀、冰片、郁金、朱砂、珍珠、钩藤、桑叶、菊花、地黄、白芍、川贝母、竹茹、茯神、甘草。

【方解】安宫牛黄丸中牛黄清心解毒，辟秽开窍；水牛角清心，凉血，解毒；麝香芳香，开窍，醒神；黄连、黄芩、山栀清热，泻火。解毒；冰片、郁金芳香辟秽，化浊通窍；朱砂、珍珠镇心安神。羚角钩藤汤中羚羊角（水牛角代）凉肝熄风；钩藤清热平肝，熄风解痉；桑叶、菊花清热平肝；地黄凉血滋阴；白芍泄热，养血，柔肝；川贝母、竹茹清热化痰；茯神平肝，宁心，安神；甘草调和诸药。二方合用，以清热化痰、平肝熄风。

（2）阴闭。

【主症】除闭证主要主症外，兼有面白唇紫或黯，四肢不温，静而不烦，舌质淡，苔白腻滑，脉沉滑。

【证机概要】痰浊偏盛，风痰上扰，内闭心神。

【治法】豁痰熄风，辛温开窍。

【方药】急用苏合香丸温开水化开灌服（或用鼻饲法），以芳香开窍，并用涤痰汤加减。涤痰汤化痰开窍，用于痰蒙心窍，神志呆滞不清者。苏合香丸宣郁开窍。

2）脱证

【主症】突然昏仆，不省人事，面色苍白，目合口开，鼻鼾息微，手撒遗尿，汗出肢冷，舌萎缩，脉沉细微欲绝或浮大无根。

【证机概要】元气衰微，精去神脱，阴竭阳亡。

【治法】回阳救阴，益气固脱。

【方药】立即用大剂参附汤合生脉散加味。人参、附子、麦冬、五味子。

【方解】参附汤中人参大补元气；附子回阳救逆，补火助阳。生脉散中人参甘平补肺，大扶元气；麦冬养阴生津，清热除烦；五味子酸收敛肺，止汗。两方合用，共奏益气回阳、救阴固脱之功。

3. 恢复期和后遗症期

中风病急性阶段经抢救治疗，神志渐清，痰火渐平，风退瘀除，饮食稍进，渐入恢复期，但恢复期和后遗症期有半身不遂、口歪、语言謇涩或失音等主症，此时仍须积极治疗并加强护理。针灸与药物治疗并进，可以提高疗效，药物治疗根据病情可采用标本兼顾或先标后本等治法。

（1）痰瘀阻络。

【主症】口舌喎斜，舌强语謇或失语，半身不遂，肢体麻木，舌紫暗或有瘀斑，苔滑腻，脉弦滑或涩。

【证机概要】痰瘀互结，脉络痹阻。

【治法】化痰祛瘀，活血通络。

【方药】温胆汤合四物汤加减。半夏、竹茹、枳实、陈皮、茯苓、生姜、大枣、甘草、当归、熟地黄、川芎、芍药。

【方解】温胆汤中半夏降逆和胃，燥湿化痰；竹茹清热化痰，止呕除烦；枳实行气消痰；陈皮理气燥湿；茯苓健脾；生姜、大枣益脾和胃；甘草调和诸药。四物汤中当归、熟地黄补血养血；川芎理血中之气；芍药敛阴养血。两方合用，以化痰祛瘀、活血通络。

（2）气虚血瘀。

【主症】肢体偏枯不用，肢软无力，面色萎黄，舌质淡紫或有瘀斑，苔薄白，脉细涩或细弱。

【证机概要】气虚血滞，脉络痹阻。

【治法】益气养血，化瘀通络。

【方药】补阳还五汤加减。黄芪、川芎、赤芍、桃仁、红花、当归尾、地龙。

【方解】补阳还五汤中黄芪大补脾胃之元气；川芎、赤芍、桃仁、红花、当归尾活血祛瘀；地龙通经活络。诸药合用，共奏益气养血、祛瘀通络之功。

（3）肝肾亏虚。

【主症】半身不遂，患肢僵硬拘挛变形，舌强不语，或偏瘫，肢体肌肉萎缩，舌红脉细，或舌淡红，脉沉细。

【治法】滋阴补肾，填精益髓。

【方药】左归丸加减。熟地、枸杞、山茱萸、龟鹿二胶、菟丝子、牛膝、山药。

【方解】熟地滋补肾阴；枸杞益精明目；山茱萸涩精敛汗；龟鹿二胶益精填髓；菟丝子配牛膝，健筋骨，强腰膝；山药滋益脾肾。诸药合用，共奏滋阴补肾、填精益髓之功。

（二）针灸治疗

1. 基础治疗

（1）中经络。

【处方】内关、人迎、三阴交、极泉、委中、尺泽。

【方解】醒脑调神，疏经通络。

【操作】内关用泻法；人迎用雀啄法，以眼球湿润为佳；三阴交用补法；极泉用提插法，以患者上肢有麻胀感和抽动感为度；尺泽、委中用提插法，以肢体有抽动感为度。

（2）中脏腑。

【处方】内关、人迎；闭证加十二井穴、太冲、合谷；脱证加关元、气海、神阙。

【方解】醒脑开窍，启闭固脱。

【操作】内关、人迎操作同中经络；十二井穴以点刺放血；太冲、合谷以捻转泻法；关元、气海以大艾炷灸法，神阙以隔盐灸法，直到四肢转温为止。

2. 加减治疗

（1）失语症。

【治法】头针疗法。

【处方】运动性失语取语言一区运动区下 2/5 部位；命名性失语取语言二区；感觉性失语取语言三区。

【操作】一侧取主侧半球，以 1.5~2 寸毫针刺入皮下后快速捻转，频率约 200 次/min，留针 30min，期间行针 2 次，2min/次，休息时令患者练习言语功能。

（2）吞咽困难、构音障碍。

【治法】电针疗法，头针疗法。

【处方】双侧风池、供血、翳明、头针运动区下 2/5。

【操作】风池连接正极，供血连接负极，选用密波，其余腧穴平刺，平补平泻法，30min/次，5 次后休息 2d。

①口腔期。舌体活动不灵、构音不清者，加舌中、舌尖、廉泉、外金津、玉液、发音；呛咳者，加治呛、发音、吞咽 1；咀嚼不能者，加下关、颧髎。

②咽腔期。软腭偏移者，加提咽、吞咽 2；喉结偏移、呛咳者，加治呛、吞咽 1；食物反流者，加发音；音哑者，加发音、增音。

（3）情感障碍、哭笑不止。

【治法】醒神开窍。

【处方】风池、供血、四神聪、曲差透本神、额 1、额 2。

【操作】平刺，捻转泻法，30min/次，5 次后休息 2d。

（4）强哭强笑。

【治法】电针疗法。

【处方】风池、供血、地仓、颊车、迎香、情感区。

【操作】风池连接正极，供血连接负极，选用密波，迎香、地仓、颊车连接负极，顶前区连接正极，选用密波，30min/次，5 次后休息 2d。

（5）手指屈伸困难。

【治法】电针疗法。

【处方】外关、内八邪（取 2~3 指之间）。

【操作】外关穴连接正极，内八邪连接负极，选用疏波，同时手指做屈伸活动，30min/次，5 次后休息 2d。

（6）上肢屈曲、内旋。

【治法】电针疗法

【处方】天井、手三里、肩髎、肩髃。

【操作】肩髎、肩髃连接正极，天井连接负极，选用疏波，30min/次，5 次后休息 2d。

（7）偏瘫肩。

【治法】电针疗法。

【处方】肩髃、肩髎、臂臑、臑会。

【操作】①肩关节半脱位，肩髃连接正极，臂臑连接负极，选用疏波，肩髎连接正极，臑会连接负极，选用疏波，30min/次，5 次为一疗程。②肩痛，肩髃连接正极，臂臑连接负极，选用密波，肩髎连接正极，臑会连接负极，选用密波，30min/次，5 次后休息 2d。

（8）大腿抬举无力。

【治法】电针疗法。

【处方】髀关、血海。

【操作】髀关连接正极，血海连接负极，选用疏波，30min/次，5 次后休息 2d。

（9）足内翻。

【治法】电针疗法。

【处方】阳陵泉、悬钟。

【操作】阳陵泉连接正极，悬钟连接负极，选用疏波，30min/次，5 次后休息 2d。

（10）足下垂。

【治法】电针疗法。

【处方】阳陵泉、外丘。

【操作】阳陵泉平刺，连接正极，外丘连接负极，选用疏波，30min/次，5 次后休息 2d。

（11）肢体剧痛、感觉异常。

【治法】电针疗法。

【处方】肩髃、曲池、环跳、阳陵泉。

【操作】肩髃连接正极，曲池连接负极，选用密波，环跳连接正极，阳陵泉连接负极，选用密波，30min/次，5 次后休息 2d。

（12）中枢性尿失禁。

【治法】电针疗法。

【处方】四神聪、肾俞、会阳。

【操作】肾俞连接正极，会阳连接负极，选用疏波，四神聪予平刺，平补平泻法，30min/次，5 次后休息 2d。

3. 其他针刺取穴法

（1）辨证取穴法。

辨证取穴法是对病人进行辨证分析，根据不同的证型来取穴位。如脑梗死疾病常取的穴位有丰隆、臂臑、风池、风市、曲池、环跳、肩髃、手三里等。

气虚血瘀型可在以上常取穴位上加气海、膻中、膈俞；肝阳上亢型加太冲、侠溪、太溪；痰热腑实加天枢、上巨虚、内庭；风痰阻络加丰隆、天突；阴阳两虚加肾俞、关元、命门、气海、三阴交、太溪；如病人有气血不足的现象则取穴加关元、三阴交、足三里、气海；病人阴虚阳亢则取穴加太溪、复溜、太冲、三阴交、神门。

（2）分经取穴法。

督脉是一身阳气的集聚点，刺激督脉，理所当然的就可振奋阳气，从而疏通全身的气血，气血通畅，主症就能得到缓解。手足阳明经脉对于脑梗死治疗也非常的重要，因阳明经为多气多血之经，刺激阳明自然激发升阳，气血流通而经络自畅，五脏六腑相和，则脑卒愈矣。且"诸阳主气"的太阳经因为位于头顶，而对于脑卒之病的治疗应引起相应的重视。

（3）分期取穴法。

根据 Brunnstorm 采用分期取穴法治疗，具体的做法为，在软瘫期针刺以原络穴为主；当出现腱反射现象或肌张力增高时期，使用远近配穴法，将以原络穴为主改为以头针为主；当出现共同运动模式肌张力增高时期，针刺以阳明经穴为主；最后当出现部分分离运动，取环跳和阳陵泉两个基本穴位。

第四节　脑栓塞

一、定义及病因

脑栓塞（cerebral embolism），又称栓塞性脑梗死，是指颅外其他部位各种栓子物质，随血流进入脑动脉或供应脑的颈部动脉，使血管腔急性闭塞，引起局部脑血流中断，造成局部脑组织缺血、缺氧甚至软化、坏死，故而出现急性脑功能障碍的临床表现。根据栓子来源可分为心源性（心房颤动、心脏瓣膜病、心肌梗死等）、非心源性（动脉粥样硬化斑块脱落性栓塞、脂肪栓塞、空气栓塞等）、来源不明性三种，其中以心源性栓子多见，占脑栓塞的60%~75%。脑栓塞常发生于颈内动脉系统，椎-基底动脉系统相对少见。本病在中医学范围内归属"中风"的"中经络"型。

与脑动脉硬化性脑梗死患者发病不同，一般认为脑栓塞发病急，大多数患者病前无任何前驱主症，活动中突然起病，绝大多数主症在数秒或数分钟内病情发展到最高峰。少数患者在数天内呈阶梯样或进行性恶化。约半数患者起病时有意识障碍，但持续时间短暂。可能是由于脱落的栓子突然堵塞脑血管，侧支循环尚来不及建立，脑组织无缓慢缺血的适应过程，往往在中等动脉起始部发生梗死可造成大片状脑梗死。

由于栓子的来源不同，脑栓塞发病年龄也不同。如风湿性心脏病引起者，发病年龄以中青年为主。若为冠心病、心肌梗死、心律失常、动脉粥样硬化者多见于老年人。

二、诊断

（一）临床表现

脑栓塞多数发生在颈内动脉系统，特别是大脑中动脉最常见。栓塞引起的神经功能障碍，取决于栓子数目、范围和部位。急性起病时可有头痛、头晕或局限性疼痛。发病的临床表现中常伴有引起栓子来源的原发病的主症和体征，甚至可伴有脑以外器官栓塞的主症或体征，如风湿性冠心病伴心房纤维颤动有心肌缺血的临床表现，亚急性感染性心内膜炎可有发热、关节疼痛、胸闷的表现，心肌梗死有胸痛等表现，脂肪栓塞可出现于长骨骨折之后。

1. 大脑中动脉栓塞

最常见，临床表现为主干栓塞时引起病灶对侧偏瘫、偏身感觉障碍和偏盲。优势半球动脉主干栓塞可有失语、失写、失读。如梗死面积大时，病情严重者可引起颅内压增高、昏迷、脑疝，甚至死亡；大脑中动脉深支或豆纹动脉栓塞可引起病灶对侧偏瘫，一般无感觉障碍或同向偏盲，优势半球受损，可伴有失语。大脑中动脉各皮质支栓塞可引起病灶对侧偏瘫，以面部及上肢为重，优势半球可引起运动性失语、感觉性失语、失读、失写、失用；非优势半球可引起对侧偏侧忽略症等体象障碍。少数患者可出现局灶性癫痫。

2. 大脑前动脉栓塞

临床表现为病灶对侧下肢的感觉及运动障碍，对侧中枢性面瘫、舌肌瘫及上肢瘫痪，亦可发生情感淡漠、欣快等精神障碍及强握反射，可伴有尿潴留。

3. 大脑后动脉栓塞

可引起病灶对侧同向偏盲或上象限盲，病灶对侧半身感觉减退伴丘脑性疼痛。病灶对侧肢体舞蹈样徐动症，各种眼肌麻痹等。

4. 基底动脉栓塞

临床表现常为眩晕、眼球震颤、复视、交叉性瘫痪或交叉性感觉障碍、肢体共济失调。若基底动脉主干栓塞可出现四肢瘫痪、眼肌麻痹、瞳孔缩小，常伴有面神经、展神经、三叉神经、迷走神经及舌下神经的麻痹及小脑主症等，严重者可迅速昏迷、四肢瘫痪、中枢性高热、消化道出血甚至死亡。

（二）辅助检查

1. 脑脊液（CSF）检查

脑压正常，脑压增高提示大面积脑梗死。出血性梗死 CSF 可呈血性或镜下红细胞；感染性脑栓塞如亚急性细菌性心内膜炎，CSF 细胞数增高（200×10^6/L 或以上），早期中性粒细胞为主，晚期淋巴细胞为主；脂肪栓塞 CSF 可见脂肪球。

2. 血尿便常规及生化检查

主要与有栓子可能来源的感染、风心病、冠心病和严重心律失常，或心脏手术、长骨骨折、血管内介入治疗等相关。其他根据患者情况可选择如高血压、糖尿病、高血脂、动脉粥样硬化等方面的检查。

3. 其他辅助检查

检查的目的是不仅明确脑栓塞的部位、范围及水肿情况、有无出血等，而且应尽量寻找栓子的来源，如心源性、血管源性及其他栓子，即明确脑栓塞的病因。

（1）针对脑栓塞的辅助检查。

①脑 CT 扫描表现与脑梗死相似，即发病后 24~48h 后脑 CT 扫描可见栓塞部位有低密度梗死灶，边界欠清晰，并有一定的占位效应。在 24h 内做脑 CT 扫描，脑栓塞可以是阴性结果。即在这一时期脑 CT 扫描阴性不能排除脑栓塞。脑 CT 扫描对明确梗死部位、大小及周围脑水肿情况有较大价值。若为出血性梗死，则在低密度灶内可见高密度出血影。对于患病早期和怀疑病变部位在后颅窝或病变部位较小的，应选择脑 MRI 检查。

②脑 MRI 检查，能较早发现梗死灶及小的栓塞病灶，对脑干及小脑病变脑 MRI 检查明显优于脑 CT 扫描。脑 MRI 检查能较早期发现缺血部位，特别是脑干和小脑的病灶。T_1 和 T_2 弛豫时间延长，加权图像上 T_1 在病灶区呈低信号，T_2 呈高信号，脑 MRI 检查能发现较小的梗死病灶，脑 MRI 弥散成像能反映新的梗死病变。弥散 MRI 是根据在活体中非创伤性测定分子的弥散系数而诊断，因为所有梗死灶内含水量都增加，在弥散 MRI，慢性梗死灶内水分子的表面弥散系数升高，故呈低信号。

③脑 DSA、脑 MRA、脑 TCD 检查，可以寻找脑血管病的血管方面的病因。能提示栓塞血管，并显示病变血管，如血管腔狭窄、动脉粥样硬化溃疡、血管内膜粗糙等情况。脑 TCD 能够及早发现较大的血管（如大脑前动脉、大脑中动脉、大脑后动脉及基底动脉等）的异常。脑 MRA 检查简单、方便，可以排除较大动脉的血管病变，帮助了解血管闭塞的部位及程度。脑 DSA 能够发现较小的血管病变，并且可以及时应用介入治疗。

④脑电地形图、脑电图等检查，无特异性改变，在栓塞部位可以出现异常电波，但阴性者不能排除脑栓塞。

（2）针对栓子来源的辅助检查。

①心电图或 24h 动态心电图能了解有无心律失常、心肌梗死等。

②超声心动图检查能了解心脏瓣膜病变、二尖瓣脱垂、心内膜病变、心肌情况等。

③颈动脉超声检查能显示颈总动脉及颈内外动脉有无管壁粥样硬化斑及管腔狭窄等。

④X 线检查可以发现胸部疾病如气胸、肺脓肿以及心脏扩大等疾病，必要时做胸部 CT 扫描。

⑤眼底检查主要是发现眼底视网膜动脉粥样硬化的表现，有时能够发现眼底动脉血栓病变。

⑥还可以根据栓子可能的来源选择不同的其他检查，如肾脏检查和骨骼检查等。

三、治疗

脑栓塞的治疗原则同本章第三节脑梗死的治疗。

第五节　脑出血

一、定义及病因

脑出血（intracerebral hemorrhage，ICH），是指原发性非外伤性脑实质内的出血，病因多样，绝大多数是高血压合并小动脉硬化的血管破裂引起，少数因动脉瘤或动-静脉血管畸形破裂所致，其他病因包括脑动脉粥样硬化、血液病（如白血病、再生障碍性贫血、血小板减少性紫癜等）、脑淀粉样血管病变、抗凝或溶栓治疗等。脑出血是中老年人常见的急性脑血管病，病死率和致残率都很高，是我国脑血管病中死亡率最高的临床类型。

动态颅脑 CT 检测发现小脑出血有稳定型和活动型两种，后者的血肿形态往往不规则，密度不均一，发病后 3h 内血肿迅速扩大；前者的血肿与之相反，保持相对稳定，血肿体积和扩大不明显。

脑出血好发于 50 岁以上中老年人，随着年龄的增长，心脑血管功能减退，如兼患有高血压、糖尿病、高脂血症等基础疾病，可因基础疾病的影响，使脑血管发生病变，进而增加脑出血的风险。有既往脑血管疾病病史的人群更易引起脑部出血。本病在中医学范围内归属"中风"的"中脏腑"或"中经络"型。

二、诊断

（一）临床表现

脑出血多在活动中或情绪激动时突然起病，少数在安静状态下发病。患者一般无前驱主症，少数可有头晕、头痛及肢体无力等。发病后主症在数分钟至数小时内达到高峰。血压常明显升高，并出现头痛、呕吐、肢体瘫痪、意识障碍、脑膜刺激征和痫性发作等症状。临床表现的轻重主要取决于出血量和出血部位。

1. 典型主症

（1）基底核区出血。

①壳核出血最常见，常有病灶对侧偏瘫、偏身感觉缺失和同向性偏盲，还可出现双眼球向病灶对侧同向凝视不能，优势半球受累可有失语。

②丘脑出血常有对侧偏瘫、偏身感觉障碍，通常感觉障碍重于运动障碍。深浅感觉均受累，而深感觉障碍更明显。可有特征性眼征，如上视不能或凝视鼻尖、眼球偏斜或分离性斜视、眼球会聚障碍和无反应性小瞳孔等。小量丘脑出血致丘脑中间腹侧核受累可出现运动性震颤和帕金森综合征样表现；累及丘脑底核或纹状体可呈偏身舞蹈-投掷样运动；优势侧丘脑出血可出现丘脑性失语、精神障碍、认知障碍和人格改变等。

③尾状核头出血常有头痛、呕吐、颈强直、精神主症，神经系统功能缺损主症不多见。

（2）脑叶出血。

如额叶出血可有偏瘫、尿便障碍、运动性失语、摸索和强握反射等；颞叶出血可有感觉性失语、精神主症、对侧上象限盲、癫痫；枕叶出血可有视野缺损；顶叶出血可有偏身感觉障碍、轻偏瘫、对侧下象限盲，非优势半球受累可有构象障碍。

（3）脑干出血。

①脑桥出血表现为大量出血（血肿＞5mL）累及双侧被盖部和基底部，常破入第四脑室，患者迅即出现昏迷、双侧针尖样瞳孔、呕吐咖啡样胃内容物、中枢性高热、中枢性呼吸障碍、眼球浮动、四肢瘫痪和去大脑强直发作等。小量出血可无意识障碍，

表现为交叉性瘫痪和共济失调性偏瘫，两眼向病灶侧凝视麻痹或核间性眼肌麻痹。

②中脑出血少见，常有头痛、呕吐和意识障碍，轻症表现为一侧或双侧动眼神经不全麻痹、眼球不同轴、同侧肢体共济失调，也可表现为韦伯综合征或红核综合征；重症表现为深昏迷，四肢弛缓性瘫痪，可迅速死亡。

③延髓出血更为少见，临床表现为突然意识障碍，影响生命体征，如呼吸、心率、血压改变，继而死亡。轻症患者可表现不典型的延髓背外侧综合征。

（4）小脑出血。

常有头痛、呕吐、眩晕和共济失调明显，起病突然，可伴有枕部疼痛。出血量较少者，主要表现为小脑受损主症，如患侧共济失调、眼震和小脑语言等，多无瘫痪；出血量较多者，尤其是小脑蚓部出血，病情迅速进展，发病时或病后 12~24h 内出现昏迷及脑干受压征象，双侧瞳孔缩小至针尖样、呼吸不规则等。暴发型则常突然昏迷，在数小时内迅速死亡。

（5）脑室出血。

常有头痛、呕吐，严重者出现意识障碍如深昏迷、脑膜刺激征、针尖样瞳孔、眼球分离斜视或浮动、四肢弛缓性瘫痪及去脑强直发作、高热、呼吸不规则、脉搏和血压不稳定等主症。

2. 并发症

（1）颅内压增高。

脑出血患者早期颅内压控制在合适水平，可以改善患者预后。重症患者可监测颅内压和脑灌注压，常用控制颅内压增高的方法包括抬高床头法、镇痛和镇静、脱水降低颅内压。脑出血患者出现严重脑积水，且药物脱水治疗无明显效果的情况下，可考虑脑室引流，以挽救生命。

（2）癫痫发作。

出血性卒中，尤其脑叶出血，更易引起癫痫发作。若出现癫痫发作或脑电图提示癫痫发作，伴有认知行为改变，均需给予抗癫痫药物治疗。

（3）深静脉血栓和肺栓塞。

脑出血患者形成深静脉血栓形成和肺栓塞的风险很高，且常于前两周内发生，明显增加病死率。可使用外部压迫装置治疗，如气压治疗、药物治疗和下腔静脉滤网治疗。一旦发生深静脉血栓和肺栓塞，应该积极进行个体化治疗。

（4）脑心综合征。

该疾病严重时会引起心脏跳动节奏发生异常，引起脑心综合征，患者常会有严重的心动过速、室颤等，严重时可引起猝死。

（二）辅助检查

1. 脑 CT 检查

临床疑诊脑出血时首选 CT 检查，可显示圆形或卵圆形均匀高密度血肿，发病后即可显示边界清楚的新鲜血肿，并可确定血肿部位、大小、形态以及是否破入脑室，血肿周围水肿带和占位效应等；如脑室大量积血可见高密度铸型，脑室扩张。1 周后血肿周围可见环形增强，血肿吸收后变为低密度或囊性变，CT 动态观察可发现脑出血的病理演变过程，并为疾病治疗过程中的病情变化指导做第一时间临床治疗。目前头颅 CT 已成为较为广泛的检查方法。

2. 脑 MRI 检查

可发现 CT 不能确定的脑干或小脑小量出血，能分辨病程 4~5 周后 CT 不能辨认的脑出血，区别陈旧性脑出血与脑梗死，显示血管畸形流空现象，还可以大致判断出血时间，是否多次反复出血等，但 MRI 检查需要患者较长时间（10min 以上）静止不动躺在扫描机内，对已有意识障碍的患者较难做到，一般不及 CT 检查应用广泛。

3. DSA

脑血管造影曾经是脑出血的主要诊断方式，因其不能显示血肿本身，仅能根据血肿周围相关血管的移位来推测血肿的部位及大小，且 DSA 检查为一项有创检查，目前一线应用已明显减少。但 DSA 在脑出血原因的鉴别上仍意义重大，因其可直观的看到脑血管的走形及形态，当怀疑有脑血管畸形或动脉瘤破裂的病人应该需要做 DSA 检查明确诊断。

4. 脑脊液（CSF）检查

脑出血诊断明确者一般不做脑脊液检查，以防脑疝发生，但在无条件做脑 CT 扫描或脑 MRI 检查时，腰穿仍有一定诊断价值。脑出血后由于脑组织水肿，颅内压力一般较高，80%患者在发病 6h 后，由于血液可自脑实质破入到脑室或蛛网膜下隙而呈血性脑脊液，所以脑脊液多数呈血性或黄色，少数脑脊液清亮。因此，腰穿脑脊液

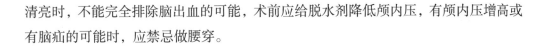

清亮时，不能完全排除脑出血的可能，术前应给脱水剂降低颅内压，有颅内压增高或有脑疝的可能时，应禁忌做腰穿。

三、治疗

脑出血的治疗一般在病程 3 周后，病情稳定时，治疗原则参阅本章第三节脑梗死的治疗。开颅手术患者，行针灸治疗时头针不可在病灶侧行针，如颅骨已复位可以行针。

第六节　蛛网膜下腔出血

一、定义及病因

蛛网膜下腔出血（subarachnoid hemorrhage，SAH）是出血性脑血管病的一个类型，分原发性和继发性两种。原发性蛛网膜下腔出血是由于脑表面和脑底的血管破裂出血，血液直接流入蛛网膜下腔所致。又称自发性 SAH。脑实质或脑室出血、外伤性硬膜下或硬膜外出血流入蛛网膜下腔为继发性 SAH。

原发性蛛网膜下腔出血最常见的病因是先天性颅内动脉瘤和血管畸形。临床上以起病急骤，剧烈头痛，多为撕裂样或剧烈胀痛，频繁呕吐，脑膜刺激征阳性为主要临床特征。部分患者有烦躁不安、谵妄、幻觉等精神主症，或伴有抽搐及昏迷等，一般不引起肢体瘫痪。

本病可发生于各年龄阶段，30~40 岁青壮年多见，也有的报道 80% 的发病年龄在30~69 岁。男性稍多于女性，秋季及冬初发病率较高。发病时多有情绪激动或用力病史，部分患者可有反复发作头痛史。发病时，90% 患者为突然起病，少数起病缓慢。蛛网膜下腔出血是神经科最常见的急症之一，发病率占急性脑血管病的 6%~10%。本病在中医学范围内归属"中风"。

二、诊断

（一）临床表现

1. 急性期

蛛网膜下腔出血的临床表现差异很大，主症的轻重取决于病变的部位、出血量的多少、发病年龄。轻者主症、体征均不明显，且消失快，恢复完全。重者可有中枢性高热、迅速昏迷、出现去皮质强直，甚至死亡。多在情绪激动、体力劳动、咳嗽、用力排便、饮酒、性交等情况下发病。

（1）少数患者发病前2周内有头痛、头晕、视力改变或颈项强直，这些表现可能是蛛网膜下腔出血的前驱主症。其产生与动脉瘤扩大压迫刺激邻近组织，或动脉瘤微量出血有关。一般年轻人比老人更多见，常被临床误诊为偏头痛或颈椎病。从前驱主症到发生大出血的间隔期约2~3周，约半数前驱主症是由反复的小量渗血引起，外渗的血液可以围绕血管壁或瘤壁引起一些纤维化的粘连反应，起到止血作用。

（2）头痛与呕吐是本病常见而重要的主症，患者从突然剧烈难以忍受的头痛开始，常伴有呕吐、颜面苍白、全身冷汗。头痛分布于前额、后枕或整个头部，并可放射至枕后、颈部、肩部、背部、腰部及两腿等，并持续不易缓解或进行性加重，头痛持续时间一般为1~2周，后来症状逐渐减轻或消失。少数患者仅表现头昏或眩晕而无头痛。开始头痛的部位有定位意义，如前头痛提示小脑幕上和大脑半球（单侧痛）、后头痛表示后颅窝病变。

中青年头痛严重，老年人蛛网膜下腔出血头痛的发生率低，这是因为老年人脑实质多有萎缩，蛛网膜下腔多有扩大，疼痛敏感组织如血管、神经、脑膜有不同程度的退化，感知与反应多较迟钝、疼痛阈增高。头痛重者伴有恶心及呕吐，多为喷射性呕吐，系颅内压增高的表现，少数患者呕吐咖啡样液体，提示应激性溃疡出血，预后不良。少数动脉瘤破裂导致大出血的病例，在剧烈头痛呕吐后随即昏迷，出现去皮质强直，甚至很快呼吸停止而猝死。

（3）意识及精神障碍时，多数患者在发病后立即出现短暂性意识丧失，少数患者在起病数小时发生。意识障碍的程度和持续时间与出血部位及量、脑损害的程度有关。老年患者意识障碍发生率高，50岁以上患者出现意识障碍占32%~63%，可能主要由于老年人有脑动脉硬化，脑细胞功能减退，一旦颅内出血，颅内压增高时更易导致脑血管痉挛，脑组织缺氧水肿，容易引起脑功能障碍。部分患者神志清醒，但有表情较淡漠、畏光、怕惊、谵妄、幻觉、妄想、躁动等精神主症，多由于大脑前动脉或前交通动脉附近的动脉瘤破裂出血所致，危重者可有谵妄，不同程度的意识不清甚至昏迷，少数可出现癫痫发作和精神主症。

（4）颈项强直及脑膜刺激征是本病的主要阳性体征。颈项强直是由于支配颈肌群的颈丛神经受到血液的刺激引起颈部的伸屈肌群处于痉挛状态并伴有疼痛。而阳性的克氏征、布氏征则是由于相应支配的神经根受到血液的刺激所引起。脑膜刺激征对于蛛网膜下腔出血有重要的诊断价值。起病数小时后出现，少数患者出现较晚。脑膜刺激征的强度取决于出血的多少、位置和年龄，表现为颈部肌肉（尤其是伸肌）发生痉挛、颈部僵直，或被动屈曲颈部时有阻抗，下颏不能贴近胸部。程度可有轻有重，严重时不能屈曲颈部，甚至呈角弓反张。60岁以上的老年人，脑膜刺激征不明显，但意识障碍却较重，应引起注意。

（5）神经系统定位体征。

①早期出现的神经系统主症是指出血后短时间内出现的体征，常提示外侧裂中的大脑中动脉破裂，血液流入脑实质内。临床表现可有眼睑下垂、眼球运动障碍、轻偏瘫、四肢瘫、偏身感觉障碍等。肢体瘫痪是由于出血量较大或血肿压迫脑组织或血管痉挛甚至脑梗死所致。其体征出现在发病的初期，持续时间相对较短，随着病情的好转，瘫痪亦逐步好转。

②晚期出现神经系统定位体征：是指发生于出血3d以后，一般在4d~21d左右，最常见于出血后第5d~10d之内，可持续2周左右，绝大多数于1个月内恢复正常，少数也有达数月之久，常提示为脑血管痉挛。

（6）眼底改变表现为蛛网膜下腔出血后在视盘周围、视网膜前的玻璃体下出血。可发生在一侧或两侧，从靠近中央静脉的视网膜和视网膜前间隙向他处扩散，外形可呈片状、条纹状、斑点状或火焰状。视网膜前出血后，紧接着可以发生玻璃体局限性或普遍性出血，引起视力模糊或黑矇。这些体征是诊断蛛网膜下腔出血的重要依据之一。这是由于血液从蛛网膜下腔向前扩散，充满了视神经鞘的蛛网膜下腔。因而使视网膜静脉回流受阻，此时供应视网膜的动脉血液并未减少，导致视网膜静脉及毛细血管发生破裂而出血。出血最早可在起病后1h内出现，数小时内产生，约2周内吸收。有20%的蛛网膜下腔出血患者由于颅内压增高，眼动脉回流受阻，可产生一侧或双侧视盘水肿、静脉充血，发生时间可在起病后几小时，一般在几天内，个别数周内，约

3~4 周才能消失。视盘水肿的程度通常在 1~2d，偶尔可达 3d，是颅内压增高的结果。颅内动脉瘤破裂引起的蛛网膜下腔出血，视网膜静脉常有瘀血表现。

（7）原发性蛛网膜下腔出血的继发癫痫发作发病率为 9%~20%。蛛网膜下腔出血继发癫痫发作与其出血量、脑组织直接受损部位、程度和范围密切相关。可有多种表现形式的发作，如全身性强直–阵挛发作、复杂部分性运动发作、简单部分性运动发作。蛛网膜下腔出血继发癫痫常见全身性强直–阵挛发作，且多数为出血量较多，出血范围较大，血液遍及整个蛛网膜下腔，血液层厚，甚至部分脑室及基底池也有积血者，而复杂部分性运动发作和简单部分性运动发作则相对较少见，且出血量较少，出血范围亦较小。

蛛网膜下腔出血继发癫痫发作多发生在发病早期，尤以发病当时最为常见，部分患者以癫痫为首发主症，且短期内（1~3d）频繁发作，过后则再无癫痫发作，而在蛛网膜下腔出血恢复期（2 周后）癫痫发作者相对较少。

（8）腰腿疼可因脑或脊髓蛛网膜下腔出血血液流入椎管，刺激神经根所致。临床上所见蛛网膜下腔出血多数是脑蛛网膜下腔出血，而脊髓型蛛网膜下腔出血极少见，且早期未侵犯脑膜，无明显头痛，仅因血液刺激脊神经根，临床主要表现为腰背痛及下肢牵拉痛，行走困难。而"椎间盘突出"和"坐骨神经痛"亦可出现上述主症，易误诊。

2. 继发性表现

蛛网膜下腔出血经治疗后可完全恢复健康，一般不遗留神经系统后遗症，但部分患者可有再次出血、继发脑血管痉挛、急性脑积水或正常压力性脑积水等。

（1）再出血是蛛网膜下腔出血的主要死亡原因之一。50% 发生在出血后 2 周内，81% 发生在出血后 1 个月内。多为蛛网膜下腔出血经治疗病情稳定的情况下，突然剧烈头痛、烦躁不安、恶心呕吐或意识障碍及脑膜刺激征明显加重，或出现新主症和体征者常首先考虑为再出血。脑 CT 扫描在蛛网膜下腔或脑室内可见新鲜高密度影，腰穿脑脊液为新鲜血、红细胞增多或大量的红细胞。

（2）脑血管痉挛是蛛网膜下腔出血最严重的并发症，多发生于蛛网膜下腔中血凝块环绕的血管，其痉挛严重程度与出血量相关，常引起严重的局部脑组织缺血或迟发性缺血性脑损害，甚至导致脑梗死，成为致死和致残的主要原因。

（3）蛛网膜下腔出血后继发脑积水发生率在 20% 左右。起病 1 周内约 15%~20% 的患者发生急性脑积水，由于血液进入脑室系统和蛛网膜下腔形成血凝块阻碍脑脊液循环通路所致。轻者出现嗜睡、思维缓慢、短时记忆受损、上视受限、展神经麻痹、下肢腱反射亢进等体征，严重者可造成颅内高压，甚至脑疝。亚急性脑积水发生于起病数周后，表现为隐匿出现的痴呆、步态异常和尿失禁。

（二）辅助检查

1. 脑 CT 检查

临床疑诊 SAH 首选头颅 CT 平扫检查。出血早期敏感性高，可检出 90% 以上的 SAH，显示大脑外侧裂池、前纵裂池、鞍上池、脑桥小脑脚池、环池和后纵裂池高密度出血征象，但出血量较少时，脑 CT 检查显示不清。根据脑 CT 检查结果可以初步判断或提示颅内动脉瘤的位置，动态脑 CT 检查有助于了解出血的吸收情况，有无再出血、继发脑梗死、脑积水及其程度。

2. 脑 DSA

DSA 是临床明确有无动脉瘤的诊断金标准，可明确动脉瘤的大小、位置、与载瘤动脉的关系、有无血管痉挛等解剖学特点。由于脑 DSA 可加重神经功能损害，如脑缺血、动脉瘤再次破裂出血等，因此造影时机宜避开脑血管痉挛和再出血的高峰期，一般出血 3 天内或 3 周后进行为宜。

3. 脑 MRI 检查

对于亚急性期出血，尤其是当出血部位位于大脑表面时，MRI 比 CT 敏感，且脑 MRI 检查可以提示动静脉畸形存在。对确诊 SAH 而 DSA 阴性的患者，脑 MRI 可用来检查其他引起 SAH 的原因。当颅内未发现出血原因时，应行脊柱 MRI 检查排除脊髓海绵状血管瘤或动静脉畸形等。

4. 脑 CTA 和脑 MRA

主要用于有动脉瘤家族史或破裂先兆者的筛查。

5. 脑 TCD

检测动脉瘤内血流速度，可作为非侵入性技术监测 SAH 后脑血管痉挛情况。

三、治疗

蛛网膜下腔出血的治疗原则同本章第五节脑出血治疗。

第七章　锥体外系疾病

第一节　舞蹈病

一、定义及病因

舞蹈病是肢体迅速的不规则、无节律、粗大的不能随意控制的动作。轻者呈现手、足不安状，间歇加剧的姿势及表达，似舞蹈样动作及步态，重者表现为连续的、明显的手或足的暴力性无序动作。

（1）风湿性舞蹈病又称小舞蹈病，是风湿热患者自身免疫介导的获得性神经精神障碍，是风湿热的主要神经系统表现，儿童多发，成人少见，症状一般在6个月内缓解。起病前多有溶血性链球菌感染史，或在发病前后有风湿病的其他表现。少数由一氧化碳中毒、酚噻嗪类药物过量、脑炎、猩红热等引起。

（2）亨廷顿舞蹈症（HD）是一种以神经系统退行性改变为主要特征的常染色体显性遗传病，多发生于中年人，主要引起纹状体神经元退行萎缩，疾病症状缓慢进行性加重，典型症状包括舞蹈样不自主动作（晚期则运动能力逐渐丧失），精神障碍和进行性认知障碍。

（3）偏身舞蹈病是以偏身舞蹈症为主要症状的一组运动障碍性疾病，通常由对侧基底核或其联系纤维受损引发单侧肢体和（或）面部的不自主、不规则的舞蹈样动作，可由脑血管病、内分泌代谢病、肿瘤、神经变性病、自身免疫病、药物、毒物及遗传病引起。

（4）妊娠舞蹈病，常见于年轻初产妇，妊娠的前半期发病。常见的病因有感染、脑血管病、脑外伤、变性病、妊娠及退行性病变。

临床上还有一些少见的舞蹈病，包括血管源性舞蹈病、舞蹈病—棘状红细胞增多症、非酮症高血糖性舞蹈病等。

二、诊断

多为亚急性发病，可因情绪激动而突然发病。早期患者不安宁，注意力散漫，动作笨拙，字迹歪斜和手中执物易落。渐渐肢体及头面部出现迅速的、粗大的、不规则的、无目的地不自主运动，上肢显著，出现屈曲、伸直及扭转等动作。颜面出现眨眼、努嘴、吐舌、耸肩等动作。下肢以足部为重，躯干也可出现前屈、后仰或扭转等动作。多数病人双侧不对称，甚至完全限于一侧（半身舞蹈病）。舞蹈症状在进行随意运动以及精神激动时加重，安静时可减轻，睡眠时消失。肌张力低下，各关节能过分伸展，腱反射减弱或消失，伴有锥体束病变者，少数出现腱反射亢进，无感觉障碍。重者可有妄想、幻觉、意识模糊或躁动。血液检查白细胞、红细胞沉降率、抗"O"、血清黏蛋白等可能异常。生化改变为纹状体中多巴胺含量略高。

三、治疗

中医学认为，本病多由风邪外侵，引动肝风；或气血亏损，肝失所藏，血虚生风；或血行不畅，筋失所养而致本病。

（一）中药治疗

1. 风邪外侵

【主症】感受外邪，头痛咽干，周身不适，挤眉弄眼，肢体舞动，舌淡苔白，脉浮。

【治法】疏风活血。

【方药】独活寄生汤加抑肝散。半夏、茯苓、柴胡、生甘草、辛夷、陈皮、延胡索。

【方解】独活寄生汤可祛风止痛，益肝肾，补气血；抑肝散有抑肝健脾，清热解痉的功效，二者合用，风寒湿邪俱除，肝肾强健，气血充盛，诸症自缓。

2. 气虚血瘀

【主症】年老体弱，肢体舞动，努嘴吐舌，语言不清，筋脉弛缓，舌紫苔黄，或有瘀斑，脉细数。

【治法】活血熄风。

【方药】补阳还五汤加味。黄芪、地龙、赤芍、川芎、当归、丹参、浮小麦、甘草、大枣、石菖蒲、延胡索。

【方解】黄芪甘温，大补元气，使气旺以促血行，瘀祛络通；当归活血通络；赤芍散瘀止痛；川芎活血行气，有祛风之效；丹参活血祛瘀；地龙通经活络；浮小麦、甘草、大枣有益气之功；延胡索通络止痛。诸药合用，有良好的活血熄风之效。

（二）电针治疗

【治法】可采用项针疗法、头针疗法。

【处方】风池、翳明、供血、舞蹈震颤区、运动区顶区、顶前。

【方解】风池、供血可以改善椎-基底动脉血液循环，翳明可以改善颈内动脉系统供血，对基底节部位的血流量有增多作用，舞蹈震颤区、运动区针刺后产生的电磁场可以使其脑细胞得到活化，功能改善。

【操作】针尖与头皮呈 15° 夹角，快速刺入皮下，风池、顶区、顶前区为正极，供血、舞蹈震颤区为负极，选用密波。1 次/d，30min /次。

第二节　帕金森病

一、定义及病因

帕金森病（Parkinson disease，PD）又称震颤麻痹（paralysis agitans），是一种常见于中老年的神经系统变性疾病，临床上以静止性震颤、运动迟缓、肌强直和姿势平衡障碍为主要特征。主要病理改变为黑质多巴胺能神经元变性死亡。

（一）神经系统老化

帕金森病主要发病人群为中老年人，年龄小于 40 岁少见，提示发病与神经系统老化相关。资料显示 30 岁之后，随年龄增长，黑质多巴胺能神经元始呈退行性变，多巴胺能神经元渐进性减少。但其程度不足以导致发病，老年人群中患病者为少数，因此神经系统老化仅为帕金森病的促发因素。

（二）环境因素

20世纪80年代初发现一种嗜神经毒1-甲基4-苯基1，2，3，6-四氢吡啶（MPTP）在灵长类和人均可诱发典型的帕金森综合征，其病理、生化、临床以及对多巴胺替代治疗的敏感性等特点多与人类帕金森相似。MPTP在脑经单胺氧化酶B（MMAO-B）催化转变为强毒性的1-甲基-4苯基-吡啶离子（MPP+），后者被多巴胺转运体（DAT）选择性地摄入黑质多巴胺能神经元内，抑制线粒体呼吸链复合物Ⅰ活性，使ATP生成减少，并促进自由基产生和氧化应激反应，导致多巴胺能神经元变性、丢失。

（三）多因素交互作用

在神经系统老化、环境因素等因素的共同作用下，通过炎性和（或）免疫反应、氧化应激、钙稳态失衡、线粒体功能紊乱、蛋白脑体功能障碍、兴奋性毒性、细胞凋亡等机制导致黑质多巴胺能神经元大量变性、丢失，才会导致发病。目前认为帕金森病是由多因素交互作用所致，单因素不能发病。基因突变可导致少数患者发病，基因易感性可增加患病率，但不一定发病。

（四）遗传因素

20世纪90年代后期发现在意大利、希腊和德国的个别家族性的帕金森病患者存在α-突触核蛋白基因突变，呈常染色体显性遗传，其表达物是路易小体的主要成分。到目前至少发现23个单基因（Park1~23）与家族性帕金森病连锁的基因位点，其中6个致病基因已被克隆。a-synuclein和LRRK2基因突变呈常染色体显性遗传，Parkin、PINK1、DJ-1基因突变呈常染色体隐性遗传。绝大多数上述基因突变未在散发性病例中发现，只有LRRK2基因突变见于少数（1.5%～6.1%）散发性帕金森病。迄今已发现许多基因易感性可能是帕金森病发病的易感因素。目前认为约10%的患者有家族史，绝大多数患者为散发性。

二、诊断

多在中年发病，男性多于女性，病程呈缓慢进行。临床表现为静止性震颤，肢体远端显著，手指呈搓丸样动作。肌张力呈铅管样强直，若有震颤可见齿轮样强直，躯干强直呈前俯姿势。自主运动减少，面部表情缺乏如"假面具"，手指动作不灵活，走路起步困难，小步前冲呈"慌张步态"。口、舌、腭及咽部肌肉自主运动减少而吞咽困难、流涎、吐词缓慢、语言含糊。部分病人智力减退，面部常有油脂渗出。由于病因、病位不同而表现也不同。大脑的广泛性软化灶引起者，以肌强直和运动减少为主，震颤轻微。

三、鉴别诊断

本病需与其他原因引起的帕金森综合征鉴别。

（一）继发性帕金森综合征

共同特点是有明确病因，如脑动脉硬化、感染、中毒、药物、外伤等，相关病史是鉴别诊断的关键。与动脉硬化有关的纹状体腔隙性卒中引起的帕金森综合征，以步态障碍为主，震颤较少见。老年人基底核区多发性腔隙性梗死可引起血管性帕金森综合征，步态障碍较明显，震颤较少，常伴锥体束征。继发于甲型脑炎后的帕金森综合征较为罕见，表现为震颤频率较快。大脑的广泛性软化灶引起者，以肌强直和运动减少为主，震颤轻微。伴发于纹状体黑质退行性变的帕金森综合征可不含震颤。多种药物均可引起药物性帕金森综合征，其过程一般是可逆的。拳击手中偶见头部外伤引起的帕金森综合征。

（二）伴发于其他神经变性疾病的帕金森综合征

不少神经变性疾病具有帕金森综合征表现。这些神经变性疾病表现各异，有遗传性、散发性，其帕金森样表现程度不一，同时伴有其他征象，如不自主运动、小脑性共济失调（MSA-C）、垂直性眼球凝视障碍（进行性核上麻痹）、角膜色素环阳性（肝豆状核变性）、严重的痴呆和视幻觉（路易体痴呆）、皮质复合感觉缺失和锥体束征（皮质基底核变性）等。这些疾病所伴发的帕金森症状，除皮质基底核变性外，一般为双侧起病，震颤少见，常以强直、少动为主，使用左旋多巴治疗不敏感。

（三）其他

PD 早期患者需鉴别以下疾病：原发性震颤临床较为常见，1/3 有家族史，各年龄段均可发病，动作性或姿势性震颤为唯一表现，无运动迟缓和肌强直，饮酒或服用普萘洛尔后震颤可明显减轻。抑郁症可伴有言语单调、表情贫乏、随意运动减少等症状，但无震颤和肌强直，服用抗抑郁药治疗有效。早期帕金森病症状限于一侧肢体，患者常主诉一侧肢体不灵活或无力，若无震颤，易误诊为脑血管病，仔细体检易于鉴别。

四、治疗

中医学认为，热病之后，肝阴耗伤；或年老虚弱，肝肾阴虚，精血亏损；或脾虚生化不足，运化不能而痰瘀阻络，均可导致筋脉失养而发本病。

（一）中药治疗

1. 阴虚风动

【主症】肢体震颤，无法自主控制，心烦口干，纳食可，大便难，小便正常，睡眠尚可，舌质红，苔薄，脉细弦。

【治法】滋补肝肾，潜镇熄风。

【方药】柔肝定颤汤。龟甲（先煎）、蝉蜕、当归、桑葚、制首乌、白芍、山楂、钩藤、枸杞子、葛根、丹参、生牡蛎（布包先煎）。

【方解】若口角流涎，加莲须；若肢体强直、动作缓慢，加乌梢蛇、木瓜；若小便夜多，加仙灵脾、沙苑子。

2. 气血亏虚

【主症】头摇肢颤，面色白，表情淡漠，神疲乏力，动则气短，心悸健忘，眩晕，纳呆；舌体胖大，舌质淡红，舌苔薄白滑，脉沉濡无力或沉细弱。

【治法】益气养血，濡养筋脉。

【方药】人参养荣汤。人参、熟地黄、当归、白芍、白术、茯苓、炙甘草、黄芪、陈皮、五味子、桂心、炒远志。

【方解】若血虚心神失养，心悸、失眠、健忘，加炒枣仁、柏子仁；肢体颤抖、疼痛麻木，加鸡血藤、丹参、桃仁、红花。

3. 风阳内动

【主症】肢体颤动粗大，程度较重，不能自制，头晕耳鸣，面赤烦躁，易激动，心情紧张时颤动加重，伴有肢体麻木，口苦而干，语言迟缓不清，流涎，尿赤，大便干；舌质红，苔黄，脉弦滑数。

【治法】镇肝熄风，舒筋止颤。

【方药】天麻钩藤饮合镇肝熄风汤。天麻钩藤饮由天麻、钩藤、生石决明、川牛膝、益母草、黄芩、栀子、杜仲、桑寄生、朱茯神、首乌藤组成；镇肝熄风汤由怀牛膝、生赭石、生龙骨、生牡蛎、生龟甲、生杭芍、玄参、天冬、川楝子、生麦芽、茵陈、甘草组成。

【方解】前方以平肝熄风、清热安神为主；后方重在镇肝熄风、育阴潜阳、舒筋止颤。若肝火偏盛、焦虑心烦，加龙胆草、夏枯草；痰多者，加竹沥、天竺黄；眩晕耳鸣者，加知母、黄柏、牡丹皮；心烦失眠，加炒枣仁、柏子仁、丹参；颤动不止，加僵蚕、全蝎。

4. 痰热风动

【主症】头摇不止，肢麻震颤，重则手不能持物，头晕目眩，胸脘痞闷，口苦口黏，甚则口吐痰涎；舌体胖大，有齿痕，舌质红，舌苔黄腻，脉弦滑数。

【治法】清热化痰，平肝熄风。

【方药】导痰汤合羚角钩藤汤。导痰汤由半夏、橘红、枳实、茯苓、甘草、制南星、生姜组成；羚角钩藤汤由羚羊角（水牛角代）、桑叶、川贝、鲜生地黄、钩藤、菊花、白芍药、生甘草、鲜竹茹、茯神组成。

【方解】前方以化痰行气为主；后方重在清热、平肝、熄风。若痰湿内聚，胸闷恶心、咯吐痰涎、苔厚腻、脉滑者，加煨皂角、白芥子；震颤较重，加珍珠母、生石决明、全蝎；心烦易怒者，加天竺黄、牡丹皮、郁金；胸闷脘痞，加瓜蒌皮、厚朴、苍术；肌肤麻木不仁，加地龙、丝瓜络、竹沥；神识呆滞，加石菖蒲、远志。

5. 髓海不足

【主症】头摇肢颤，持物不稳，腰膝酸软，失眠心烦，头晕，耳鸣，善忘，老年患者常兼有神呆，痴傻；舌质红，舌苔薄白，或红绛无苔，脉象细数。

【治法】填精补髓，育阴熄风。

【方药】龟鹿二仙膏。鹿角、龟甲、人参、枸杞子。

【方解】若肢体颤抖、眩晕较著，加天麻、全蝎、石决明；若阴虚火旺，兼见五心烦热、躁动失眠、便秘溲赤，加黄柏、知母、丹皮、玄参；若肢体麻木、拘急强直，加木瓜、僵蚕、地龙，重用白芍、甘草。

（二）针灸治疗

1. 毫针治疗

【治法】头针取穴法。

【处方】舞蹈震颤控制区、运动区、平衡区、顶前区、顶区。

【操作】用 1.5 寸针灸针，针尖与头皮呈 15°夹角，快速刺入皮下，捻转 200 次/min，留针 30min，其间共捻针 3 次，1 次/d，5 次后休息 2d。

2. 电针治疗

【处方】风池、供血、舞蹈区、顶前区、顶区、顶颞前线。

【操作】导线正极连通顶前区、顶区，负极连舞蹈区、顶颞前线，选用密波，电流量以患者耐受为度，1 次/d，30min /次，5 次后休息 2d。

第三节　痉挛性斜颈

一、定义及病因

痉挛性斜颈属中医学"痉证"，它是由颈肌阵发性的不自主收缩，引起头向一侧扭转或阵挛倾斜。本病可分为原发性和继发性。原发性痉挛性斜颈的病因尚未阐明，目前认为可能与环境、遗传等多种因素有关，继发性痉挛性斜颈多有明确的病因，如脑炎后综合征、中风后肌张力障碍和其他可导致基底神经节损伤的神经退行性疾病等。本病可单独存在，也可与其他运动障碍性疾病，如扭转痉挛（畸形性肌张力障碍）、帕金森病、遗传性舞蹈病、舞蹈样手足徐动症合并存在，大多隐匿起病，无病因，少数有家族遗传史、精神创伤史以及头、颈部外伤史等。

二、诊断

痉挛性斜颈是一种局限性肌张力障碍疾病,病因尚不明确,发病年龄在 40~60 岁,也可见于儿童和老年人,女性多于男性,临床上多隐匿起病,逐渐加重,但也有骤然发病者。以头呈不规则的细小的摇动为前驱症状,静止时头的姿势完全正常,或略向一侧歪斜。发作时头向侧方倾斜,下颌向对侧扭转并稍向上,有时头前屈或后仰。由于斜方肌、胸锁乳突肌的收缩,头可呈现各种姿势。肌肉呈强直性收缩,有时呈阵挛性或强直阵挛性收缩。因此头扭转伴有倾斜及细小摇动。痉挛性斜颈在坐位、立位、情绪激动及周围环境的影响下容易出现,随意运动时增强,卧床安静时减轻,睡眠时消失,检查者予以拮抗动作时斜颈消失,压迫胸锁乳突肌肌腱及副神经时可诱发。

痉挛性斜颈因颈部肌肉的不自主收缩而主要表现为头颈部的运动增多及姿势异常,表现为头颈部不自主地扭转、侧倾、前屈和后仰,常为不同运动方向、不同程度的组合。根据头部主要的位置和运动方向可将其分为 4 型。

(一)旋转型斜颈(simple rotary torticollis)

临床上最常见的一种类型, 表现为颈部肌肉不自主收缩导致头向躯体一侧旋转,根据肌肉收缩情况可分为颈肌痉挛和阵挛两种。主要涉及肌群,面部旋向侧的头夹肌、颈夹肌、对侧胸锁乳突肌。

(二)后仰型斜颈(retrocollis)

颈部肌肉不自主收缩导致头部后仰,面部仰天。主要涉及肌群为双侧头或颈夹肌、头或颈半棘肌和多裂肌。

(三)侧倾型斜颈(slanting torticollis)

颈部肌肉不自主收缩导致头部向躯体左侧或右侧倾斜,重者颞部、耳部与肩膀靠近,多伴有同侧肩膀上抬现象。主要涉及肌群为屈向侧的胸锁乳突肌、头夹肌、颈夹肌、肩胛提肌。

（四）前屈型斜颈（anterocollis）

颈部肌肉不自主收缩导致头部向胸前屈曲。主要涉及肌群为双侧胸锁乳突肌、前斜角肌。

三、治疗

中医学认为病因在于筋脉，抽搐、痉挛等症状均是筋脉失养的表现，多种致病因素伤及颈项筋脉、气血而致痉，其病理机制繁杂，主要为本虚标实，外感风寒湿邪为标；内伤之气滞情志不畅、脾虚痰阻为本虚。

（一）中药治疗

1. 肝气郁结、痰气交阻

【主症】头颈部不自主扭转，肌肉疼痛，伴情绪低落，言语减少，语音低沉，舌淡，苔白腻，脉滑涩。

【治法】疏肝理气，化痰通络。

【方药】化痰通络汤加减。柴胡、香附、白芍、僵蚕、半夏、陈皮、厚朴、川芎、炒白术。

【方解】半夏、厚朴、陈皮化痰祛湿；柴胡、香附疏肝解郁；川芎活血行瘀；僵蚕化痰散结；白术健脾益气。诸药合用，共奏疏肝理气、化痰通络之功。

2. 湿邪阻络

【主症】项部酸痛，头颈部不自主扭转，纳减寐差，舌质红，苔薄白，脉紧。

【治法】活血通经，化湿健脾。

【方药】甘草汤辅化湿药加减。白芍、葛根、炙甘草、藿香、佩兰、川芎、山药、鸡血藤、伸筋草、透骨草。

【方解】借白芍和炙甘草酸甘之性益气养阴，缓急止痛以治疗痉挛。在此基础上佐芳香化湿健脾之品，如藿香、佩兰、苍术、茯苓、山药，取葛根、川芎、鸡血藤、伸筋草、透骨草活血通经之用，共奏养筋之功，拘急得愈。

（二）电针治疗

【处方】双侧风池、供血。

【操作】将 2 组导线分别上下连接，正极在上，负极在下，选用密波，头向左侧斜者，右侧电流应稍强，使头向右侧摆动，反之亦然，1 次/d，30min /次，5 次后休息 2d。

第八章 脱髓鞘疾病

第一节 多发性硬化

一、定义及病因

多发性硬化（multiple sclerosis，MS）是以中枢神经系统白质脱髓鞘病变为特点，遗传、易感个体与环境因素作用发生的自身免疫性疾病。MS 是中枢神经系统脱髓鞘疾病中最常见最主要的疾病，因其较高的发病率、慢性病程和青壮年易患而备受重视。本病最常累及的部位是脑室周围白质、视神经、脊髓、脑干和小脑。其临床特征为发作性视神经、脊髓和脑部的局灶性障碍。这些神经障碍可出现不同程度的缓解与复发交替发生。最终可导致患者肌肉协调性丧失、视力减弱和功能丧失。

MS 好发于 20~40 岁中、青年，女性高于男性。确切的病因目前尚不清，可能与病毒感染、自身免疫、遗传等有关。病程由数月至二十余年不等。本病在中医学范围内归属"痿证""风痱""喑痱""骨摇""视瞻昏渺""青盲"。

二、诊断

（一）临床表现

根据临床主症可分为脊髓型、脑干型、小脑型、大脑型。以视神经并脊髓、脑干损害多见。

1. 脊髓型

此型我国最为常见。起病缓慢，亦可急性起病。主要表现脊髓半横断或横断性损害。

（1）运动障碍是 MS 常见主症之一，开始多为下肢无力，以后逐渐发展为瘫痪，如颈段半横断损害，表现为同侧上下肢中枢性瘫，横贯性损害则四肢痉挛性瘫；胸段受损则表现为截瘫；病损波及前角或前根时，则可出现相应部位肌肉萎缩。

（2）感觉障碍因脊髓后束及脊髓丘脑束受损引起。表现为主观感觉异常，如麻木、蚁走感、烧灼感或束带感等，亦可出现疼痛。深感觉障碍可出现位置觉、音叉震颤觉缺失，亦可出现感觉性共济失调。

（3）二便障碍表现为尿频尿急或尿潴留、便潴留，以后形成自动膀胱，则表现为尿失禁。

（4）Lhermitte 征即头前屈，或叩击颈部脊柱时，出现从背部向四肢扩散一种电击样麻感。

（5）痛性痉挛发作表现特点为突然发作，持续数秒钟或数分钟；活动、深呼吸、触摸皮肤等刺激易触发，且发作有一定顺序，从肢体或躯干某一部位开始，向上或向下迅速扩散，可为一侧或双侧，或仅扩散到上肢，每一位病人有自己的发作形式，发作时并伴有皮肤温度上升、出汗，或疼痛感觉障碍，但发作时神志清楚，脑电图正常。此症发作认为是中枢神经系统部分髓鞘脱失，造成运动传导束中的神经冲动向周围扩散所致。

2. 脑干或脑干小脑型

此型也较常见。

（1）Charcot 三征即意向震颤、眼球震颤、分节性语言。

（2）运动障碍，脑干的锥体束受损，可表现中枢性偏瘫，亦可出现四肢瘫，或交叉性瘫；亦可出现小脑性共济失调。

（3）感觉障碍即交叉性感觉障碍，病灶侧面部感觉减退，对侧肢体传导性感觉障碍。

（4）颅神经损害，视神经受损常为 MS 的早期主症之一，表现为单眼或双眼视力减退，或失明，或视野缺损，多次受损后可出现视神经萎缩（视乳头苍白）。

有少数病人可出现三叉神经痛，伴有三叉神经分布区异常感觉，三叉神经痛可为 MS 的首发主症，亦有出现外周性或中枢性面瘫。病损波及前庭神经则表现眩晕、眼球震颤、平衡障碍或听力障碍，眩晕亦可为 MS 的首发主症。

动眼神经受损则眼球运动受限，复视等。吞咽、迷走神经损害，则出现吞咽困难、言语障碍等。

3. 大脑型

此型少见。

（1）癫痫发作可表现各类型癫痫，如局限性发作或大发作，亦可为 MS 的首发主症。

（2）运动障碍，大脑半球损害可出现单瘫、偏瘫、四肢瘫，伴有中枢性舌瘫、语言障碍及假性球麻痹等。

（3）精神主症有智能减退，情绪不稳定，容易激动，有欣快、强哭、强笑、抑郁、痴呆等主症。

（4）其他主症有头痛、恶心、呕吐、感觉性失语、皮层盲、耳聋等。

（二）辅助检查

1. 脑 MRI 检查

脑 MRI 对诊断多发性硬化敏感性高，它能检出多发性硬化患者的亚临床病灶。每次发作能在核磁中发现新的病灶，所以核磁被普遍用于疾病的监测和随访。

2. 脑脊液（CSF）检查

检查急性期脑脊液细胞数可轻至中度增高，一般不超过 $50 \times 10^6/L$，以淋巴细胞为主。蛋白质可轻度增高，并以球蛋白增高为主。出现特异性的寡克隆带和 IgG 指数增高，提示鞘内中枢神经系统的免疫反应。

3. 诱发电位检查

应用视觉诱发电位、脑干听觉诱发电位和体感诱发电位，分别能检出视神经、听神经和周围神经传入中枢通路的亚临床病变。

三、治疗

（一）中药治疗

1. 肝阳上亢

【主症】眩晕，耳鸣，头目胀痛，口苦，失眠多梦，遇烦劳郁怒而加重，甚至仆倒，急躁易怒，肢体震颤，舌红苔黄，脉弦数。

【治法】平肝潜阳，熄风祛火。

【方药】天麻钩藤饮加减。天麻、钩藤、石决明、川牛膝、桑寄生、杜仲、栀子、黄芩、益母草、朱茯神、首乌藤。

【方解】若口苦目赤，烦躁易怒者，加龙胆草、川楝子、夏枯草；若目涩耳鸣，腰酸膝软者，加枸杞子、生地黄、玄参；若目赤便秘者，加大黄、芒硝或佐用当归龙荟丸；若眩晕剧烈，兼见手足麻木或震颤者，加磁石、珍珠母、羚羊角粉（水牛角粉代）等。

2. 肾阳虚损

【主症】头晕，视物不清，或有复视，四肢欠温，双下肢无力，步态不稳，甚至痿弱不用，小便频数或失禁，大便稀溏，舌体胖大，舌质淡或淡暗，苔薄白，脉沉细，尺脉弱。

【治法】温补肾阳，填精补髓。

【方药】二仙汤与右归饮加减。仙灵脾、仙茅、巴戟天、制附子、生地黄、山萸肉、杜仲、当归、鹿角。

【方解】仙灵脾、仙茅、巴戟天、制附子温肾补精；生地黄、山萸肉、杜仲滋阴补肾，善补阳者阴中求阳；当归养血活血，润肠通便；鹿角胶填精补髓，全方共奏温补肾阳，填精补髓之功。

3. 肝肾阴虚

【主症】头晕耳鸣，视物不清，腰膝酸软，五心烦热，口干咽燥，语言不利，四肢麻木不仁，痿软无力，走路不稳，或痿软不用、瘫痪。舌质红或暗红，苔少而干，脉细或弦细。

【治法】滋补肝肾，填髓补精。

【方药】左归饮。山萸肉、菟丝子、牛膝、龟甲胶、鹿角胶、知母、黄柏。

【方解】山萸肉、菟丝子、牛膝、龟甲胶补益肝肾；鹿角胶填精补髓；知母、黄柏滋阴清热。全方共奏滋补肝肾、填髓补精之功效。

4. 痰湿中阻

【主症】肢体困重，头蒙如裹，头晕目眩，视歧，视力减退，足跟痛或酸重痛，呕吐，排尿无力，苔白腻或黄腻，脉滑数。

【治法】清热化痰，健脾和胃。

【方药】温胆汤与三妙散加减。陈皮、枳实、竹茹、苍术、黄柏。

【方解】陈皮燥湿化痰，健脾和胃；枳实、竹茹清热、行气、消痰；苍术、黄柏清热燥湿。全方共奏清热化痰，健脾和胃。

5. 气虚血瘀

【主症】头晕眼花，视力下降，甚至失明，四肢麻木不仁，肢软乏力，甚至痿弱不用，口唇黯淡，舌质暗或有瘀点、瘀斑，脉细涩无力。

【治法】益气通络、活血化瘀。

【方药】补阳还五汤加味。生黄芪、当归尾、赤芍、川芎、桃仁、红花、地龙。

【方解】重用生黄芪，性甘温大补元气，使气旺以促血行，瘀祛络通，为君药；当归尾活血通络而不伤血，为臣药；赤芍、川芎、桃仁、红花助当归尾活血祛瘀，为佐药；地龙通经活络，力专善走，并引诸药之力直达络中，为佐使药。合而用之，则气旺、瘀消、络通，诸症可愈。

6. 脾胃虚弱

【主症】头晕，面色无华，神疲乏力，少气懒言，食少便溏，或视力下降，或四肢无力，步态不稳，或瘫痪失用，舌质淡，苔薄白，脉沉弱。

【方药】四君子汤加味。人参、白术、茯苓、炙甘草。

【方解】人参甘温，能大补脾胃之气，故为君药；臣以白术健脾燥湿，与人参相须，益气补脾之力更强；又以茯苓健脾渗湿，合白术互增健脾祛湿之力，为佐助；炙甘草益气和中，既可加强人参、白术益气补中之功，又能调和诸药，故为佐使。四药合力，重在健补脾胃之气，兼运化，渗利湿浊，共成益气健脾之功。

（二）针灸治疗

1. 毫针治疗

【处方】上肢：肩髃、曲池、合谷、颈胸段夹脊穴；下肢：髀关、伏兔、阳陵泉、足三里、三阴交、腰部夹脊穴。

【方解】祛邪通络，濡养经脉。

【操作】主穴中足三里、三阴交取捻转补法，余各腧穴取平补平泻手法，1 次/d，30min /次，5 次后休息 2d。

2. 头针疗法

【处方】运动区、感觉区、平衡区、舞蹈震颤区。

【方解】远近配穴法。

【操作】各腧穴取捻转补法，1 次/d，30min /次，5 次后休息 2d。

3. 电项针疗法

【处方】C_1~L_5 夹脊穴。

【操作】导线分别连接督脉同侧上下穴位，注意避开心脏，正极在上，负极在下，弛缓性瘫痪选用疏波，痉挛性瘫痪选用密波，1 次/d，30min /次，5 次后休息 2d。

第二节　视神经脊髓炎

一、定义及病因

视神经脊髓炎（neuromyelitis optica，NMO）是由免疫介导的主要累及视神经和脊髓的原发性中枢神经系统炎性脱髓鞘病。本病病因及发病机制尚不清楚。本病中医学中属于"痿证""暴盲"范畴。

二、诊断

（一）临床表现

（1）任何年龄均可发病，男性多于女性，急性或亚急性起病，进展快。

（2）单侧或双侧视神经炎（optic neuritis，ON）以及急性脊髓炎（myelitis）是本病主要表现，其初期可为单纯的视神经炎或脊髓炎，亦可两者同时出现，但多数先后出现，间隔时间不定。

（3）视神经炎可单眼、双眼间隔或同时发病。表现为视力下降可至失明，瞳孔散大，视野缩小，偏盲，伴眶内疼痛，眼球运动或按压时明显。眼底可见视神经乳头水肿，晚期可见视神经萎缩，多遗留显著视力障碍。

（4）脊髓病症多为颈下段和胸段病变，症状常在几天内加重或达到高峰，首发症状多为背、肩及臂痛，以后为双下肢瘫痪、双侧感觉障碍和尿潴留，且程度较重。累及脑干时可出现眩晕、眼震、复视、顽固性呃逆、呕吐、饮水呛咳和吞咽困难。

（二）辅助检查

（1）脑脊液检查发现细胞数增多显著，约1/3的单相病程及复发型患者MNC>50X10L；复发型患者CSF蛋白增高明显，脑脊液蛋白电泳可检出寡克隆区带，但检出率较MS低。

（2）NMO血清AQP4抗体多为阳性，血清NMO-IgG是NMO相对特异性自身抗体标志物，其强阳性提示疾病复发可能性较大。

（3）MRI检查表现为脊髓长节段炎性脱髓鞘病灶，连续长度一般≥3个椎体节段，轴位像上病灶多位于脊髓中央，累及大部分灰质和部分白质。急性期病灶处脊髓肿胀，严重者可见空洞样改变，增强扫描后病灶可强化。颈段病灶可向上延伸至延髓下部，恢复期病变处脊髓可萎缩。视神经MRI提示受累视神经肿胀增粗，T_2加权像呈"轨道样"高信号。增强扫描可见受累视神经有小条状强化表现。

（4）视觉诱发电位P100潜伏期显著延长，有的波幅降低或引不出波形。在少数无视力障碍者中也可见P100延长。

三、治疗

中医学认为本病病机以肝脾肾不足为主，并伴有湿热瘀血等实邪阻滞，形成虚实夹杂，本虚标实的临床表现。

（一）中药治疗

1. 肝肾阴虚

【主症】头晕目眩，视物不清，肢体麻木，或活动不利，动辄肢体抽搐，腰脊酸软，少寐，心烦口干，遗精早泄，或月经不调，舌红少苔，脉沉细数。

【治法】滋补肝肾。

【方药】六味地黄汤加减。熟地黄、山萸肉、山药、泽泻、牡丹皮、茯苓。

【方解】熟地黄滋阴补肾，填精益髓；山萸肉补养肝肾，并能涩精；山药补益脾阴，亦能固精；泽泻利湿泄浊，并防熟地黄之滋腻；牡丹皮清泄相火，并制山萸肉之温涩；茯苓淡渗脾湿，并助山药之健运。本方养阴补肾，柔肝熄风。

2. 脾肾阳虚

【主症】视物不清，肢体痿废无力，畏寒，下肢尤甚，或伴沉重、剧烈疼痛，小便不利，大便干结，舌质淡胖，苔薄腻而润，脉沉细。

【治法】温补脾肾。

【方药】金匮肾气丸等。熟地黄、山茱萸、山药、泽泻、牡丹皮、茯苓、桂枝、附子。

【方解】熟地黄能滋肾填精，山茱萸养阴涩精；山药补脾固精，以上三药配合能滋肾阴、养肝血、益脾阴而涩精止遗；泽泻能清泄肾火，并能防止熟地黄之滋腻作用；牡丹皮能清泻肝火，并能制止山茱萸的温燥性；茯苓淡渗脾湿，能助山药健脾之功效；桂枝、附子温肾助阳。

3. 气虚血瘀

【主症】视物不清，肢体麻木，或者活动少力，动辄气短，月经不调，食纳不振，大便无力，小便不畅，舌质淡红，苔薄白或腻，舌边瘀点，脉弱或涩。

【治法】补气活血。

【方药】补阳还五汤。黄芪、当归尾、川芎、桃仁、赤芍、红花、地龙。

【方解】方用黄芪补中益气为主；血瘀属肝，除风先活血，故配伍当归尾、川芎、桃仁、赤芍、红花入肝，行瘀活血，疏肝祛风；加入地龙活血而通经络；共成补气活血通络之剂。

4. 湿热阻滞

【主症】视物不清，眼痛，肢体痿废无力，肢体抽搐频频，胸闷胸痛，大便干结，小便色黄，舌红，苔黄腻，脉弦滑、濡数有力。

【治法】清热祛湿。

【方药】二妙散。黄柏、苍术。

【方解】黄柏苦寒清热；苍术苦温燥湿，为治阴分之湿热痿证的妙药。药仅两味，但功效卓著，作用神妙，故名"二妙散"，主治湿热下注。

（二）电针治疗

【处方】以夹脊穴、督脉以及眼周腧穴为主，根据病症加选其他经脉腧穴。

【主穴】取 C_1~L_1 两侧夹脊穴；取督脉的百会、风府、大椎、神道、至阳、筋缩、脊中、命门等穴；取眼周睛明、瞳子髎、太阳、球后、四白等穴。

【随证配穴】上肢瘫者加肩髃、肩髎、扶突、天井、曲池、手三里、外关、合谷等；下肢瘫加髀关、血海、阳陵泉、足三里、悬钟、三阴交、侠溪等；排尿障碍者加肾俞、会阳等；吞咽、发音困难者加外金津、玉液、廉泉。

【方解】夹脊电针通过针刺穴位可将电刺激传导至脊髓及其包膜，在针灸以及弱电场的双重作用下，可以促进受损髓鞘再生，进而调控损伤局部微环境，降低继发性损害，促进神经再生修复以及神经功能恢复；针刺督脉以及足阳明经脉腧穴可调节周身阴阳、气血，促进脏腑经络功能恢复；神经干上的腧穴，如扶突（臂丛神经）、曲池（桡神经）、阳陵泉（腓总神经）、足三里（腓浅神经）等，针刺得气后连接电针仪器可预防其支配区域出现肌萎缩，改善肢体循环，增强肌力，从而促进肢体运动功能恢复；针灸睛明、瞳子髎、太阳、球后、四白可疏通病眼经络，调理眼部气血。

【操作】患者侧卧位，常规消毒后，进行针刺，针刺夹脊穴得气后，针柄连接电针仪，同侧上下为一组，上为正极下为负极，弛缓性瘫痪者选用疏波，电流量以针刺局部肌肉出现节律性收缩且无痛为度；痉挛性瘫痪者选用密波，电流量以针刺局部肌肉出现轻度痉挛且无痛为度，1 次/d，30min/次，治疗 5 次后休息 2d。

四、体会

治疗视神经脊髓炎患者，通过针灸和中药，有很多局部症状可以改善，如肌肉萎缩，肌肉无力，包括眼部症状，但无法彻底根治此病。

第三节 吉兰-巴雷综合征

一、定义及病因

吉兰-巴雷综合征（GBS）又称格林巴利综合征，是一种自身免疫介导的周围神经系统疾病，主要损害多数脊神经根和周围神经，也常累及脑神经。主要病理改变为周围神经组织小血管淋巴细胞、巨噬细胞浸润，神经纤维脱髓鞘，严重者可继发轴突变性。本病中医学中属于"痿证"范畴。

二、诊断

（一）临床表现

（1）任何年龄均可发病，常有前驱感染史，呈急性起病，进行性加重，多在2周左右达高峰。

（2）对称性肢体和脑神经支配肌肉无力，重症者可有呼吸肌无力，四肢腱反射减弱或消失。

（3）发病时患者多有肢体感觉异常如烧灼感、麻木、刺痛和不适感等，感觉缺失相对轻，呈手套-袜套样分布。

（4）部分患者有自主神经功能障碍，表现为皮肤潮红、出汗增多、心动过速、心律失常、体位性低血压、手足肿胀及营养障碍、尿便障碍等。

（5）多为单相病程，病程中可有短暂波动。

（二）辅助检查

（1）脑脊液出现蛋白-细胞分离现象。

（2）电生理检查提示远端运动神经传导潜伏期延长、传导速度减慢、F波异常、传导阻滞、异常波形离散等。

三、治疗

中医学认为，本病是由于人体感受邪热，致肺胃受灼，津液耗伤，使筋脉痿软；或因久居湿地感受湿邪，湿留不去，郁久化热，伤及脾胃，使水谷精微物质输布失常，肢体失于濡养而痿软不用；久病伤及肝肾，肾精不足，肝阴亏虚，则精血不化，髓骨失养致痿。

（一）中药治疗

1. 肺热津伤

【主症】发热后四肢痿软无力，口咽干燥，心烦，干咳少痰，舌红苔黄脉细数。

【治法】清热润燥，养肺生津。

【方药】清燥救肺汤。桑叶、石膏、麦冬、人参、甘草、胡麻仁、阿胶、杏仁、枇杷叶。

【方解】重用桑叶质轻性寒，轻宣肺燥，透邪外出，为君药；温燥犯肺，温者属热宜清，燥胜则干宜润，故臣以石膏辛甘而寒，清泄肺热；麦冬甘寒，养阴润肺；石膏虽沉寒，但用量轻于桑叶，则不碍君药之轻宣；麦冬虽滋润，但用量不及桑叶之半，自不妨君药之外散；人参益气生津，合甘草以培土生金；胡麻仁、阿胶助麦冬养阴润肺，肺得滋润，则治节有权；杏仁、枇杷叶苦降肺气，以上均为佐药；甘草兼能调和诸药。

2. 湿热困脾

【主症】四肢痿软麻木无力，身体困重，下肢为重，小便短赤，神疲乏力，食少腹胀，舌苔白或黄腻，脉细或细数。

【治法】清热燥湿，通利筋脉。

【方药】加味二妙散加减。苍术、黄柏、知母、萆薢、龟甲。

【方解】本方苍术燥湿强脾以治疮；黄柏清热燥湿以存阴；知母清热壮水；萆薢利湿分清；龟甲滋阴壮水，以清湿热下注之源也。

3. 肝肾阴虚

【主症】下肢痿软无力，腰背酸软，头晕目眩，咽干耳鸣，肌肉渐脱，舌红少苔或舌淡，脉细数或脉沉细无力。

【治法】补益肝肾，滋阴清热。

【方药】虎潜丸。黄柏、知母、熟地黄、龟甲、白芍、虎骨（狗骨代）、锁阳、干姜、陈皮。

【方解】重用黄柏，配合知母以泻火清热；熟地黄、龟甲、白芍滋阴养血；虎骨（狗骨代）强壮筋骨；锁阳温阳益精；干姜、陈皮温中健脾，理气和胃。诸药合用，共奏滋阴降火、强壮筋骨之功。

（二）电针治疗

【处方】肝俞、肾俞、大椎、中脘、足三里、肩髎、曲池、手三里、合谷、外关、环跳、髀关、伏兔、阳陵泉、足三里、三阴交、阳溪、太冲。

【方解】针灸上述穴位可疏通肢体经络，预防肢体萎缩，减轻感觉障碍。

【操作】患者侧卧位，常规消毒后，针刺得气后，肩髎、曲池一组，外关、合谷一组，髀关、血海一组，足三里、悬钟一组，连接导线，上为正极，下为负极，选用疏波，电流量以针刺局部肌肉出现节律性收缩且无痛为度，1 次/d，30min/次，5 次后休息 2d。

第九章　肌病

第一节　多发性肌炎

一、定义及病因

多发性肌炎（polymyositis,PM）是一组以许多骨骼肌的间质性炎症和肌纤维的变性为特征的综合征。

一部分伴有皮肤的炎症，为皮肌炎（dermatomyositis,DM）。可累及骨骼肌、心脏、关节、胃肠、肺部等多个器官的结缔组织，主要表现为对称性近端肌无力、心律失常、关节肿胀及疼痛、恶心、呕吐、呼吸困难等症状。本病属自身免疫性疾病，体液和细胞免疫的异常为主要发病机制。目前病因尚不明确，研究发现遗传因素是重要的发病诱因，HLA-DR3 和 HLA-D52 为主要临床表型的危险因素。病毒、细菌、原生动物（弓形体）、疫苗、免疫球蛋白、非甾体抗炎药、抗肿瘤和抗感染药物等均可诱发此病。

二、诊断

在中医学中，肌炎在急性期以疼痛为主，属"痹证"；慢性期以肌肉萎缩无力为主，则属"痿证"。本病可见于任何年龄，但中年以上好发，女性多于男性。临床诊断标准，发病年龄大于 18 岁，呈亚急性或隐袭性起病，急性起病者有全身症状如发热、咽痛、倦怠，数周内肌力减退，以近端为主，多对称，伴肌肉压痛，活动时加重，常有发音、吞咽或呼吸困难；重症可继发肌红蛋白尿性肾病；亚急性起病者起病隐匿，可在数月内出现进行性肢体近端无力，疼痛较轻；慢性起病者以下肢近端无力开始，疼痛不明显，在 1 年至数年内缓慢波及肩胛带、颈肌、咽肌等。本病多表现为四肢对称性肌无力，近端重于远端，颈屈肌重于颈伸肌，无皮疹，肌电图呈肌源性损害，红细胞沉降率大多加快，血清酶学检查、肌电图活检可帮助诊断。

三、治疗

中医学认为，病因正气不足，风寒湿邪侵袭经络闭阻，或风湿热邪，耗伤气血而成。

（一）中药治疗

1. 风寒湿痹

【主症】肢体疼痛，喜热恶寒，四肢无力，肌肉萎缩，舌淡苔腻，脉弦紧。

【治法】祛风活血，温肾通络。

【方药】附桂四物汤加减。附子、桂枝、当归、熟地黄、柴胡、豨莶草、穿山龙、巴戟天、肉苁蓉、杜仲。

【方解】附子补火助阳；桂枝温通经脉，助阳化气；熟地黄甘温味厚，入肝肾，质润滋腻，为滋阴补血之要药；巴戟天、肉苁蓉补肾阳；杜仲补肝肾，强筋骨；柴胡升举阳气；豨莶草、穿山龙祛风除湿。诸药合用，有祛风通络之效。

2. 风热侵袭

【主症】身热恶风，周身疼痛，咽痛声哑，肌肉无力，行走受限，舌淡红，苔薄黄，脉浮数。

【治法】疏风清热，活血养阴。

【方药】银翘散加减。金银花、连翘、防己、秦艽、生地黄、北沙参、知母、何首乌、当归。

【方解】重用银花、连翘，二药气味芳香，既能疏散风热、清热解毒，又可辟秽化浊；防己、秦艽祛风止痛；生地黄、北沙参养阴生津；知母既能清热又能滋阴；何首乌补肝肾，益精血；当归用以补血活血。诸药合用，有疏风清热，活血养阴之效。

（二）针灸治疗

1. 毫针治疗

【治法】近部取穴，急性期用泻法，慢性期用补法。

【处方】肩髃、曲池、外关、合谷、髀关、风市、梁丘、阳陵泉、足三里、悬钟、关元、膻中、血海等。

【方解】针刺可以活血止痛，扶正驱邪，调整免疫功能。

【操作】1 次/d，30min/次，5 次后休息 2d。

2. 电针治疗

【处方】取穴同上。

【操作】急性期选用密波，慢性期选用疏密波，电流量以患者耐受为度。1 次/d，30min/次，5 次后休息 2d。

第二节　重症肌无力

一、定义及病因

重症肌无力（myastenia gravis,MG）是一种自身免疫性疾病，属"痿证""睑废"范畴，是由于神经-肌肉间传递障碍而影响肌肉收缩功能的慢性疾病。常由针对神经-肌肉突触后膜的特异性自身抗体引起，与许多自身免疫性疾病并存。

研究发现，本病与骨骼肌神经肌肉接头相关结构的病变有关，正常情况下，骨骼肌神经肌肉接头通过神经递质乙酰胆碱介导完成兴奋的传递；而当机体免疫系统功能出现异常，影响到神经肌肉接头的正常结构和功能时，则会导致该病的发生。引发本病的主要机制是自身抗体的产生，其中大于 80%的病例是由针对接头后膜上的烟碱型乙酰胆碱受体（nAChR）的抗体所引起。除体液免疫之外，胸腺损伤、补体途径的作用以及某些细胞因子和其他分子的作用也参与到本病的发病机制中。

二、诊断

重症肌无力是一种由 T、B 淋巴细胞和补体参与，乙酰胆碱受体抗体介导的自身免疫性疾病，可累及全身骨骼肌神经肌肉接头，造成其信号传递障碍及结构破坏，主要临床表现为骨骼肌波动性的无力和易疲劳性。

各种年龄段均可发病，但以 10~40 岁为最多见，40 岁以前发病者女性居多，中年以后发病者男性居多。其特点是晨轻暮重，活动后加重，休息后可减轻，起病隐袭，偶有急性起病者。

主要症状为骨骼肌稍经活动即感疲乏，发病初期肌无力经休息可以暂时恢复，后期则肌无力恒定，全天无明显变化。受累肌肉的分布可因人而异，眼外肌的无力多见，其次为延髓支配肌、颈肌、肩胛肌、上肢肌、躯干肌和下肢肌。早期以眼外肌受累呈交替性上睑下垂、双眼复视、斜视、睁眼无力。随着病情进展，出现其他肌受累时，表现为表情动作无力、咀嚼困难、鼓腮漏气、吞咽困难、饮水呛咳，严重时出现构音障碍，下颌下垂，常以手托腮，舌运动不自如，谈话片刻声调即低沉。病情重者，头前倾，举手不过头，行走困难，但腱反射多存在，无感觉障碍。胆碱酯酶抑制药治疗有效。肌无力症状分布表现为，眼外肌无力分布多不对称，肢体无力的症状分布多累及肢体近端，为对称性分布，病情严重时累及呼吸肌可致呼吸困难，发生肌无力危象。

（一）实验诊断

（1）肌疲劳试验，反复睁闭眼后肌无力而睁眼困难。

（2）新斯的明试验，成年人用 0.5~1.5mg，肌内注射 30min 内症状显著好转。

（3）腾喜龙试验，腾喜龙 2mg，静脉注射，观察 20s，如无反应、无出汗、唾液增加等不良反应，则用 30s 时间缓慢再给 8mg，1min 后症状好转为阳性。对婴儿可给予 0.5~1mg，皮下注射。

（4）胸部 X 线、CT 胸腺检查有助于诊断。

（5）实验室检查，血清 AchR 抗体测定。

（二）根据受累部位和严重程度，可分为下列类型

（1）眼肌型，眼肌型重症肌无力（OMG）是一种神经肌肉接头处自身免疫性疾病，症状局限于一侧或双侧眼外肌。患者主要表现为间歇性上睑下垂、复视，呈晨轻暮重现象，疲劳后加重，休息后好转，50%~80%可进展为全身型。

（2）轻或中度全身型，约占 1/3，损害遍及眼外肌，其他脑神经支配肌，四肢和躯干，但不累及呼吸肌群。

（3）晚期严重全身型，约占 1/10，有严重呼吸障碍和全身无力，可自前两型转化而成。

（4）急性进展型，占 1/10，进展迅速，在 6 个月内达高峰，有严重全身障碍，包括呼吸肌。

（5）肌无力伴肌萎缩型。

三、治疗

中医学认为，治疗重症肌无力应遵循"治痿独取阳明"原则，脾弱则肉虚，脾是后天养护之根本，脾主肌肉、脾虚则四肢软弱无力，眼睑下垂。脾病日久，伤及肾气，而致脾肾亏虚，骨软痿弱。

（一）中药治疗

1. 脾虚下陷

【主症】眼睑下垂，早轻晚重，肢体无力，食欲不振，气短心悸，舌质淡，苔薄白，脉沉缓。

【治法】补中益气。

【方药】补中益气汤加减。黄芪、陈皮、升麻、柴胡、当归、桂枝、白芍、鸡血藤。

【方解】黄芪性甘温，补中气，固表气，且升阳举陷；陈皮理气健脾；当归、白芍补血止痛；鸡血藤舒筋通络，补血活血；桂枝温通经脉，有助阳化气之效；升麻、柴胡，升阳举陷，助益气之品升提下陷之中气。诸药合用，既补益中焦脾胃之气，又升提下陷之气。

2. 脾肾两虚

【主症】双睑下垂，吞咽困难，发音不清，四肢无力，呼吸困难，腰酸头晕，舌淡苔白，脉沉细。

【治法】补脾益肾。

【方药】用上方加炙首乌、天冬。

【方解】方用补中益气汤以补中益气，升阳举陷；首乌补肝肾，益精血；天冬甘苦，养阴润燥。

（二）针灸治疗

1. 毫针治疗

【治法】辨证取穴法。

【处方】阳白、攒竹、曲池、外关、足三里、三阴交。吞咽困难加廉泉、外金津玉液、风池；项肌无力加风府、翳明；面肌瘫、咀嚼无力加下关、地仓、颊车、关元、气海、膻中、上巨虚、下巨虚、提睑穴。

【操作】眼区穴位手法宜轻，针刺提睑穴时沿皮刺上眼睑正中，1次/d，30min/次，10次为一疗程。

2. 电针治疗

【处方】取穴同上。

【操作】4组导线，同侧连接，正极在上，负极在下，选用疏密波，1次/d，30min/次，5次后休息2d。

四、体会

单纯眼肌型用针灸治疗，选用密波，同时配合中药治疗，可以基本痊愈；其他类型用针灸配合中药治疗能缓解。

第十章 睡眠障碍

睡眠是一个必须的生理过程,睡眠可保护脑细胞的功能,促进精神和体力的恢复。成年人正常的睡眠时间是 7~9h,儿童可根据年龄来安排睡眠时间,一般而言,年龄越小,睡眠时间就会较长,对于 60 岁及以上老年人每天睡眠时间为 5.5~7h 最合适。

若长期不良的睡眠习惯以及影响睡眠的解剖部位病变或生理功能的紊乱均能导致睡眠障碍。

人类睡眠根据脑电图的变化、眼球运动情况和肌张力的变化分为两种不同的时相状态,分别为慢相睡眠和快相睡眠。

一、慢相睡眠（NREM）

慢相睡眠又称慢波睡眠,可将其分为四个时期,即入睡期（I 期）、浅睡期（II 期）、中度睡眠期（III 期）、深度睡眠期（IV 期）。总体而言睡眠在脑电图上是慢波,无明显的眼球运动,肌张力降低,但处于不同的时期,其程度又有不同。

（一）入睡期

此期睡眠中有 30s~1min 的慢的钟摆样眼球运动,肌张力有所降低,常有身体漂浮感。此期仅持续 1~7min。若此期唤醒睡者,本人常否认自己曾入睡。

（二）浅睡期

此期几乎无眼球运动,肌张力显著降低。若此期唤醒睡者,仍可能否认自己曾入睡。

（三）中度睡眠期

此期脑电图上有棱形波,这是睡眠的重要标志之一。肌电图上显示完全平坦,肌张力明显受到抑制。此期不易被唤醒。

（四）深度睡眠期

此期后期棱形波消失，继而以 0.5~2 次/s 的高幅慢波连续出现，无精神活动，肌张力十分低下。此期持续时间最长，睡眠也最稳定。

二、快相睡眠（REM）

脑电波呈现不规则的 β 波，与觉醒时很难区别，又称异相睡眠。

其与慢相睡眠相比，各种感觉进一步减退，肌张力明显降低，唤醒阈提高，以及快速水平方向眼球运动和低波幅的肌电活动，其中出现的眼球快速运动又可称为快速眼球运动睡眠。另外，还存在中枢神经和自主神经的大量活动，如血压升高、心率加快，呼吸加快而不规则，冠心病的夜间心绞痛发作，十二指肠溃疡的夜间胃液分泌等。做梦也是快波睡眠期间的特征之一，在此期间，我们可以根据快相睡眠的出现，叫醒正在做梦的人，而且他意识清晰，这样可以使他更直接回忆并准确地讲述做梦的内容。

快相睡眠可以加快脑内蛋白质的合成，有利于幼儿神经系统的发育，有利于成年人建立新的突触联系，促进学习记忆和精力恢复。

三、觉醒-睡眠周期

在睡眠过程中 NREM 和 REM 睡眠交替出现，是两个相互转化的时相。在成年人睡眠期间，先进入慢波睡眠，持续 80~120min 后转入快波睡眠，20~30min 后，再转入慢波睡眠，此时就形成了 NREM-REM 循环周期，之后反复转化 4~5 次，且越接近睡眠后期，快波睡眠持续时间越长。在每个周期的 REM 和浅睡期阶段，均可直接转入觉醒状态，但醒后一般不能回忆，而觉醒状态不能直接进入 REM，只能转入慢波睡眠。

决定睡眠质量主要在于深度睡眠期和 REM 睡眠的比例，睡眠剥夺实验证明了该比例的重要性。在临床中，各种睡眠失调或药物对睡眠的作用，也主要在于深度睡眠和 REM 睡眠比例的变化。

研究表明，脑干的睡眠诱导区主要包括中缝核、孤束核、蓝斑以及网状结构背内侧的一些神经元。其中，脑干蓝斑核和中缝核是产生和维持睡眠的特异中枢，它们之间通过神经纤维连接成为"网状结构"。这些网状结构可以激动整个大脑皮质，维持大脑皮质兴奋水平，使机体处于觉醒状态。此外，觉醒是由许多脑干和后下丘脑核的上升活动引起的，这些大脑被称为上升网状激活系统（ARAS），这个系统也广泛地投射到大脑皮层中。当大脑皮质兴奋所需要的营养和能量被逐渐消耗时，它向上的冲动会减少，大脑皮质神经细胞的活动水平就降低，由兴奋转入抑制并且扩散到大脑皮质以下较深的部位，表现为睡眠。睡眠的产生与中枢内某些递质有密切关系，慢波睡眠主要与脑干5-HT递质系统活动有关，快波睡眠主要与脑干内去甲肾上腺素、5-HT以及乙酰胆碱递质系统的功能有关。

如果上述所说平衡被打破，或其活动规律受到干扰，应该抑制时不能抑制，而仍然维持兴奋状态，这就引起失眠。

（一）睡眠良好的标准

（1）入睡顺利，入睡时间在 10~15min。

（2）整个睡眠过程中，从不觉醒。

（3）觉醒后有头脑清晰、身体舒服的感觉。

（二）睡眠不良包括

（1）入睡困难，入睡时间可长达 30~60min 或以上。

（2）在睡眠中，至少觉醒一次以上。

（3）清醒后仍有倦怠不快、头脑昏沉之感。

第一节　失眠症

一、定义及病因

失眠（insomnia）是以入睡和睡眠维持困难所致的睡眠质量或质量达不到正常生理需求而影响日间社会功能的一种主观体验，是最常见的睡眠障碍性疾患。失眠最初被认为是一种症状，现在被认为是一种疾病，是最常见的睡眠障碍。失眠在中医学又称"不寐""不得卧"。

引起失眠的原因有很多，主要分为外因和内因。外因比较简单，而内因较复杂。

外因主要是生活习惯和外界环境的改变，内因主要分为躯体、情感和神经系统等方面。躯体方面有各种疼痛、皮肤瘙痒、咳嗽、心悸等，情感因素有精神紧张、不安、情绪不稳，以及精神共病如抑郁症，忧虑，焦虑，精神分裂等，神经系统疾病中以脑部疾病多见，少见脊髓病变。

二、诊断

（1）失眠是唯一的症状，包括难以入睡、睡眠不深、多梦、早醒、醒后不易再睡、醒后不适感、疲乏或白天困倦等；

（2）对失眠及引起的不适极为在意；

（3）因失眠导致情绪变化或社会功能障碍；

（4）至少每周发生 3 次，并至少已有 1 个月；

（5）排除因身体疾病或精神障碍症状引起的继发性失眠；

（6）该病脑电图记录 REM 睡眠缩短，而 NREM 睡眠的浅睡期较长，深度睡眠期提前结束，觉醒的次数和时间略有增加，睡眠总时间并不一定减少。失眠者的生理性警觉反应水平提高，如睡眠中的心率、体温都较睡眠良好者高，外周血管处于收缩状态。精神活动变化较为明显，2d 内无明显变化，3d 以后记忆力、计算力、思维能力明显下降，容易激怒，进一步可出现幻觉与错觉。

三、治疗

（一）中药治疗

中医学认为，失眠的原因有多种，实证多由心火炽盛、肝郁化火、痰热内扰引起心神不安所致；虚证多由心脾两虚、心虚胆怯、阴虚火旺引起心神失养所致；久病可表现为虚实兼夹。该病总病机在于阴阳失调、气血失和，以致心神失养或心神不安。

1. **实证**

（1）心火炽盛。

【主症】心烦不寐，燥扰不宁，怔忡，口干舌燥，小便短赤，口舌生疮，舌尖红，苔薄黄，脉数有力或细数。

【治法】清心泻火，宁心安神。

【方药】用朱砂安神丸加减。朱砂、黄连、当归、生地黄、甘草。

【方解】用朱砂重镇以安心神，朱砂体阳而性阴，寒能胜热，以制浮越之火；黄连苦寒，清热除烦；两药配合，共具泻火清热除烦，重镇以安神之功，是为君药；当归养血，生地黄滋阴，补其耗伤的阴血，为臣药；甘草调和诸药；合而成方，一泻偏盛之火，一补不足之阴血，达到心火下降，阴血上承，是为重镇安神，标本兼顾之方；若胸中懊悔，胸闷泛恶者，加淡豆豉、竹茹；若便秘溲赤者，加大黄、淡竹叶、琥珀粉。

（2）肝郁化火。

【主症】急躁易怒，不寐多梦，甚至彻夜不眠，伴有头晕头胀，目赤耳鸣，口干口苦，不思饮食，便秘溲赤，舌红苔黄，脉弦而数。

【治法】清肝泻火，镇心安神。

【方药】用龙胆泻肝汤加减。龙胆草、黄芩、栀子、车前子、木通、泽泻、生地黄、当归、柴胡、甘草。

【方解】龙胆草上清肝胆实火，下泻肝胆湿热，泻火除湿，两擅其功；黄芩、栀子两药苦寒，泻火解毒，燥湿清热，以加强清热除湿之功；车前子、木通、泽泻导湿热下行；肝为藏血之脏，肝经实火，易伤阴血，所用诸药又属苦燥渗利伤阴之品，故用生地黄养阴，当归补血，使祛邪而不伤正；肝体阴用阳，性喜疏泄条达而恶抑郁，火邪内郁，肝气不舒，用大剂苦寒降泄之品，恐肝胆之气被抑，故又用柴胡疏畅肝胆，并能引诸药归于肝胆之经，且柴胡与黄芩相合，既解肝胆之热，又增清上之力，甘草一可缓苦寒之品防其伤胃，二可调和诸药；诸药合用，清肝胆实火、清肝胆湿热。若胸闷胁胀，善太息者，加香附、郁金；若头晕目眩，头痛如裂，大便秘结者，使用当归龙荟丸；若烦躁易怒者，加朱砂、生龙骨。

（3）痰热内扰。

【主症】心烦不寐，胸闷脘痞，泛恶，嗳气，厌食吞酸，伴有头重目眩，口干口苦，舌红，苔黄腻，脉滑数。

【治法】清化痰热，和中安神。

【方药】用黄连温胆汤加减。半夏、枳实、竹茹、陈皮、茯苓、黄连、甘草、生姜、大枣。

【方解】半夏降逆和胃，燥湿化痰；枳实行气消痰；竹茹清热化痰，止呕除烦；陈皮理气燥湿化痰；茯苓健脾渗湿消痰；黄连清热燥湿，泻火解毒；甘草、生姜、大枣益脾和胃，以绝生痰之源。

2. 虚证

（1）心脾两虚。

【主症】不易入睡，多梦易醒，心悸健忘，神疲食少，四肢倦怠，腹胀便溏，头晕目眩，面色少华，舌淡苔薄，脉细无力。

【治法】补益心脾，养心安神。

【方药】用归脾汤加减。黄芪、龙眼、人参、白术、当归、伏神、枣仁、远志、木香、炙甘草、生姜、大枣。

【方解】黄芪、龙眼为君，人参、白术、当归为臣，伏神、枣仁、远志、木香为佐，炙甘草调和诸药为使，加姜枣调和脾胃，以资生化气血。

（2）心肾不交。

【主症】心烦不寐，入睡困难，心悸多梦，头晕耳鸣，健忘，腰膝酸软，潮热盗汗，五心烦热，咽干少津，男子遗精，女子月经不调，舌红少苔，脉细数。

【治法】滋阴降火，清心安神。

【方药】用六味地黄丸合黄连阿胶汤加减。六味地黄丸、黄连、黄芩、芍药、阿胶、鸡子黄。

【方解】六味地黄丸滋补肾阴；黄连、黄芩直折心火；芍药、阿胶、鸡子黄滋养阴血；两方共奏滋阴降火之效。若心烦心悸，梦遗失精，可加肉桂引火归元；与黄连共用即为交泰丸以交通心肾，则心神可安。

（3）心胆气虚。

【主症】虚烦不寐，多梦易醒，触事遇惊，终日惕惕，胆怯心悸，伴有气短自汗，倦怠乏力，小便清长，舌淡，脉弦细。

【治法】益气镇惊，安神定志。

【方药】用安神定志丸加减。茯苓、茯神、远志、人参、石菖蒲、龙齿。

【方解】菖蒲、龙齿、茯神、远志有镇胆怯、安心神的功效；诸药合用，以镇静安神。

（4）心肝血虚。

【主症】虚烦不寐，心悸不安，多梦健忘，伴胸闷，两胁隐痛，善太息，纳呆腹胀，面、舌、爪甲色淡白，头晕目眩，咽干口燥，舌红，脉弦细。

【治法】养血安神，清热除烦。

【方药】用酸枣仁汤加减。酸枣仁、茯苓、知母、川芎、甘草。

【方解】重用酸枣仁为君；以其甘酸质润，入心、肝之经，养血补肝，宁心安神；茯苓宁心安神；知母苦寒质润，滋阴润燥，清热除烦，共为臣药；与君药相伍，以助安神除烦之功；佐以川芎之辛散，调肝血而疏肝气，与大量之酸枣仁相伍，辛散与酸收并用，补血与行血结合，具有养血调肝之妙；甘草和中缓急，调和诸药为使。

（二）针灸治疗

1. 毫针治疗

【治法】上下配穴法，表里经配穴法。

【处方】神门、三阴交、百会、安眠、照海、申脉。心脾两虚，配心俞、脾俞；心肾不交，配太溪、肾俞；心胆气虚，配心俞、胆俞；肝火扰神，配行间、侠溪；脾胃不和，配足三里、内关；健忘配四神聪；多梦配隐白。

【方解】心主神明，取心经原穴神门以宁心安神；三阴交为足三阴经交会穴，能和调与不寐密切相关的肝脾肾三脏；脑为元神之府，督脉入属于脑，取用督脉穴百会有镇静安神，舒脑安眠的作用；安眠是治疗不寐的经验效穴；跷脉主寤寐，司眼睑开阖，照海通阴跷脉，申脉通阳跷脉，两穴合用可调和阴阳以安神。

【操作】毫针平补平泻，照海用补法，申脉用泻法。

2. 电针治疗

【处方】$T_{4\sim5}$、$T_{9\sim12}$、L_2 对应夹脊穴、百会穴、左右四神聪，穴位除百会外均取双侧。

【操作】患者俯卧位，穴位消毒，使用一次性针灸针，百会、左右四神聪平 45° 斜向脊柱方向。使用电针仪连接 T5、T9、T11 两侧夹脊穴（左侧正极、右侧负极），选用连续波，电流量以患者耐受为度。1 次/d，30min/次，5 次后休息 2d。

三、体会

（1）失眠大部分病人进行针刺都有效。

（2）中药治疗失眠关键在于辨证，辨证正确，效果都较好。

第二节　发作性睡病

一、定义及病因

发作性睡病（narcolepsy）是一种中枢性睡眠增多性疾病，临床以白天不可抗拒的嗜睡、猝倒、睡眠幻觉、睡眠瘫痪及夜间睡眠紊乱为主要临床特点。发作性睡病发病人群以儿童（8~12 岁）居多。其在中医学称为"多寐""嗜眠"。

发作性睡病分为 1 型（NT_1）和 2 型（NT_2）。NT_1 所占比例超过 3/4，其临床特点包括日间过度思睡（EDS）、猝倒发作及夜间睡眠症状（如睡眠瘫痪、睡眠幻觉、睡眠中断、睡眠运动障碍等），并伴随代谢功能障碍、精神和情感障碍等。NT_2 临床表现主要为 EDS，没有猝倒发作，而其他 NT_1 型出现的症状在 NT_2 患者中亦不明显。

发作性睡病发病可能与免疫、遗传、环境、感染、中枢神经系统退行性病变等其他因素有关，内在机制为缺乏下丘脑分泌素。

二、诊断

（1）日间过度思睡，除正常睡眠外，可在任何时间或场所中入睡，不可自制，每次持续数分钟至数小时，可一日数发。

（2）猝倒，见于 NT_1，突发四肢无力，不能维持正常姿势而猝然倒地，意识清楚，历时短暂，常发生于大笑、恐惧或焦虑之后。

（3）睡瘫，睡醒后四肢不能活动，但睁眼、呼吸甚至说话如常，历时数分钟至数小时，可有濒死感。

（4）入睡幻觉，入睡前可有与梦境相似的视、听幻觉，伴有恐惧感。

（5）脑电图检查中可有睡眠脑电图表现，REM（快速眼动）睡眠可提早出现。

（6）该病与原发性睡眠增多症相似，但原发性睡眠增多症白天的嗜睡可以克制。

三、治疗

（一）中药治疗

中医学认为，脾气亏虚致肾阳虚，不能正常运化水液，水液聚而化痰，痰湿困阻经络以致心、肝、肾之气受损，气虚不能推动血行，从而瘀血内停，痰瘀互结，所以发作性睡病是一种以湿浊、痰浊、瘀血等有形实邪为标，气虚、血虚和阳虚为本的罕见性疾病。

1. 湿盛困脾

【主症】头重如裹，昏蒙嗜睡，肢体沉重，偶伴浮肿，胸闷脘痞，纳呆，泛恶，舌苔腻，脉濡滑。

【治法】燥湿健脾，醒神开窍。

【方药】平胃散加减。苍术、厚朴、陈皮、炙甘草。

【方解】重用苍术燥湿运脾为君；厚朴行气化湿，消胀除满为臣；陈皮行气化滞为佐；炙甘草健脾和中，调和诸药为使；诸药合用，共成燥湿运脾，行气和胃之功。

2. 瘀血阻滞

【主症】神倦嗜睡，头晕头痛，病程较久，或有外伤史，舌质紫暗或有瘀点瘀斑，脉涩或结代。

【治法】活血通络，开窍醒神。

【方药】通络活血汤加减。黄芩、木通、滑石、车前子、土茯苓、防己、赤苓皮、赤芍、当归、木瓜、牛膝。

【方解】黄芩清热燥湿；木通、滑石、车前子均清热利湿；土茯苓既能渗湿，又可解毒；防己、赤苓皮利水消肿；赤芍、当归活血；木瓜通络；牛膝引药下行；诸药配合，既清热利湿，又能活血通络。

3. 脾气虚弱

【主症】嗜睡多卧，倦怠乏力，食后尤甚，伴纳呆，便溏，面色萎黄，舌淡，苔薄白，脉虚弱。

【治法】健脾益气。

【方药】香砂六君子汤加减。人参、白术、茯苓、灸甘草、半夏、陈皮、木香、砂仁。

【方解】本方四君子健脾益气；半夏、陈皮化痰除湿，木香、砂仁和胃行气止痛；全方健中有消，行中有补，有健脾和胃之功。

4. 脾肾阳虚

【主症】倦怠嗜卧，精神疲乏懒言，畏寒肢冷，面色㿠白，健忘，舌淡，苔薄，脉沉细无力。

【治法】温补脾肾。

【方药】附子理中汤加减。补骨脂、吴茱萸、肉豆蔻、五味子、党参、白术、茯苓、甘草、熟附子、干姜、吴茱萸、陈皮、砂仁、厚朴、黄柏炭、甘草、大枣。

【方解】补骨脂、吴茱萸、肉豆蔻、五味子取四神丸之意，温肾暖脾；党参、白术、茯苓、甘草益气健脾，与温中暖肠胃的熟附子、干姜、吴茱萸配合，运脾土，振奋中阳，中阳振复；陈皮、砂仁理气健脾开胃；厚朴调气导滞；黄柏炭清化湿热毒邪，又苦以坚阴；甘草、大枣益气和中，调和诸药。上药合用，脾肾两补，温中寓涩，调气导滞，兼能清化湿热毒邪，诸药合用温补脾肾。

（二）针灸治疗

1. 毫针治疗

【治法】上下配穴法，补法。

【处方】百会、风府、风池、四神聪、大椎、合谷、涌泉。

【方解】上下配穴法可以恢复大脑皮质的兴奋性，使兴奋与抑制功能恢复正常。百会作为诸阳之会，针刺百会提升阳气，风府也属督脉穴，通过对植物神经的刺激，以调整内脏的功能，针刺风府有补脑益髓、通关开窍之效，四神聪为头顶部腧穴，同为经外奇穴，能够开窍醒神。

【操作】针刺四神聪时，针与头皮呈 30° 快速将针刺入头皮下，捻转后留针，针刺风池时，斜刺，捻转后留针，针刺风府时，向下颌方向缓慢刺入 0.5~1 寸，1 次/d，30min/次，5 次后休息 2d。

2. 电针治疗

【处方】风池、供血、阴陵泉（双侧）、足三里（双侧）、丰隆（双侧）。

【操作】局部穴位消毒后，使用一次性无菌针灸针，风池穴进针时针尖微向下，向喉结方向刺入 2~3cm，以产生酸胀感为宜，因深部中间为延髓，需严格掌握进针的深度与角度，供血穴进针时直刺 2~3cm，刺向对侧口唇处。之后将导线同侧上下连接，正极在上，负极在下，选用疏波，1 次/d，30min /次，5 次后休息 2d。

第三节　遗尿症

一、定义及病因

遗尿症俗称"尿床"，是指 3 岁以上小儿不能从睡眠中醒来而反复发生无意识排尿行为，每周超过一定次数，持续至少 3 个月，是儿科常见病，也属于睡眠障碍的一种表现。

正常膀胱排尿功能受到大脑皮质控制，它经常发出抑制性冲动，抑制脊髓排尿中枢。当膀胱胀满时，产生冲动，向上传到大脑皮质的接受尿意区，此时，大脑皮质解除了对脊髓排尿中枢的抑制，兴奋膀胱逼尿肌收缩而排尿。睡眠时，大脑皮质呈抑制状态，但对接受尿意的区域仍保持功能，当尿意刺激时，即惊醒而起床排尿。一般 3 岁以上的儿童开始有这种功能，如果这种神经调节功能未能正常发挥作用或发育不全，就会发生遗尿。观察表明，遗尿多发生在 NREM 的第 III、IV 期睡眠。

遗尿症分为器质性、生理性和功能性的 3 种。

（1）器质性遗尿见于泌尿系先天性畸形、结石、感染等。如脊柱裂等所致的神经源性膀胱，这种遗尿一般伴有尿失禁。

（2）生理性遗尿见于饮水过多、尿过敏、过浓、尿中含药物或酒，夜间保暖不够以致汗液减少，肾排泄增加，以及因膀胱附近组织的病变而产生的排尿反射亢进，在睡眠中大脑皮质对膀胱的控制减弱时发生遗尿。

（3）功能性排尿主要见于儿童或个别成年人，持续性或间歇性地出现遗尿，即神经系统对膀胱功能的控制能力发育迟缓，迟于正常儿童的年龄时才停止遗尿。膀胱较正常人为小，膀胱内压阵发性增高，睡眠至觉醒比正常人迟缓，与做梦无关。

二、诊断

（1）主要症状表现为不能从睡眠中醒来而反复发生无意识排尿行为；睡眠较深，不易唤醒。

（2）发作频率，每周至少有 5 次遗尿，症状持续 3 个月；5 周岁以上，每周至少有 2 次遗尿，症状持续 3 个月，或者自出生后持续尿床，没有连续 6 个月以上的不尿床期。

（3）实验室检查尿常规、尿细菌培养未见异常，泌尿系统 B 超或可见膀胱容量小，腰骶部核磁共振检查或 X 线检查或可见隐性脊柱裂。

（4）隐形脊柱裂多无明显临床症状，脊柱平片 L_5 及 S_1 棘突缺如。到一定年龄后出现遗尿症，肛门括约肌松弛，双下肢无力，腰骶部疼痛。

三、治疗

（一）中药治疗

中医学认为，遗尿症病因常与先天禀赋不足、饮食失宜、情志失调、劳逸过度等有关。如小儿肾气不足，下元虚冷，或者病后体弱，肾气不固所致。

1. 下元虚寒

【主症】以夜间遗尿为主，熟睡不易叫醒，天气寒冷时加重，小便清长，面色少华，形寒肢冷，腰膝酸软，舌质淡、苔薄白或白滑，脉沉细或沉弱。

【治法】温补肾阳，固摄止遗。

【方药】桑螵蛸散合菟丝子散加减。桑螵蛸、龙骨、龟甲、人参、当归、远志、菖蒲、菟丝子、鹿茸、肉苁蓉、附子、五味子、鸡内金、煅牡蛎。

【方解】桑螵蛸散中桑螵蛸补肾益精；龙骨敛心神而涩精气；龟甲益阴气而补心肾；人参补中气；当归养心血；茯神安心神；远志、菖蒲安神定志而交通心肾。菟丝子散中菟丝子、鹿茸、肉苁蓉补肾之虚，合附子温肾阳，并配五味子摄纳肾气；鸡内金、煅牡蛎同五味子固摄小便。两方合用，共奏温补肾阳、固摄止遗之功。

2. 肺脾气虚

【主症】以夜间遗尿为主，小便清长，可伴有白天尿频，感冒后遗尿加重，自汗，动则多汗，面色少华或萎黄，神疲倦怠，少气懒言，纳呆，大便溏薄，舌质淡或胖嫩、苔薄白，脉弱或细弱。

【治法】补肺健脾，固摄小便。

【方药】补中益气汤加减。黄芪、白术、当归、党参。

【方解】本方重用甘温之黄芪、白术为君药，甘能滋补，所以黄芪、白术温补脾气，有升腾之性，助脾升清；臣以当归、党参化血，治气虚不能化血，与君药协同强壮脾胃气血；诸药合用共同补肺健脾，固摄小便。

3. 脾肾两虚

【主症】时有睡中遗尿，熟睡不易叫醒，尿清长，进食冷饮后遗尿加重，白天或有小便失禁，精神紧张时小便次数增多，自汗、动则多汗，面色萎黄，神疲乏力，纳呆，大便溏薄，舌质淡、舌苔白，脉沉迟无力。

【治法】健脾益肾，补气合中。

【方药】六君子汤加减。人参、白术、茯苓、炙甘草、半夏、陈皮。

【方解】人参为君，甘温，大补元气，健脾养胃；重用白术健脾燥湿；茯苓渗湿健脾；炙甘草甘温调中；半夏和胃止呕；陈皮调理气机。诸药合用，共奏健脾益肾、补气和中之功。

4. 心肾不交

【主症】以夜间遗尿为主，夜寐难醒，五心烦热，性情急躁，多动少静，注意力不集中，记忆力差，形体消瘦，夜卧不安，多梦、呓语，易哭易惊，盗汗，舌质红、舌苔少，脉细数或沉细数。

【治法】清心滋肾，安神固脬。

【方药】交泰丸加减。黄连、肉桂。

【方解】黄连苦寒，降心火；肉桂辛热，暖水脏；寒热并用，如此可得水火既济，共奏交通心肾、清火安神之功。临床上，黄连与肉桂以3：1的剂量配伍，治疗效果更好。

（二）针灸治疗

1. 毫针治疗

【治法】健脾益气，固肾止遗。

【处方】百会、神门、关元、气海、中极、三阴交、肾俞、膀胱俞。脾肾两虚证加足三里、脾俞；肺脾气虚证加肺俞；心肾不交证加内关、遗尿点。

【方解】关元为任脉与足三阴经交会穴，培补元气，固摄下元；中极、膀胱俞为膀胱俞募配穴，可振奋膀胱气化功能；三阴交为足三阴经交会穴，可通调肝、脾、肾三经经气，健脾益气，益肾固本而止遗尿。

【操作】患儿首取仰卧位，浅刺百会、神门、关元、气海、中极、水道、三阴交，留针 10min；次取俯卧位，针刺肾俞、命门、膀胱俞、三焦俞，留针 10min。

2. 电针治疗

【处方】肾俞、会阳。

【方解】电针肾俞、会阳穴可以兴奋交感神经及阴部神经，使尿道内外括约肌收缩，而调节排尿。

【操作】导线连接同侧上下穴，正极在上，负极在下，选用疏波，1 次/d，30min /次，5 次后休息 2d。

第四节　不安腿症

一、定义及病因

不安腿症，也称不宁腿综合征（Restless legs syndrome，RLS），也称 Willis-Ekbom disease（WED），是一类与感觉、运动相关的睡眠障碍性神经系统疾病，其特征是无法控制的运动冲动（主要是腿部），临床主要表现为夜间睡眠时双下肢不适感，迫使不停活动下肢、捶打小腿或下地行走，进而影响患者的睡眠，导致失眠。

该病发病年龄多在中年以上，女多于男。不安腿综合征发病原因还不十分清楚，可分为原发性和继发性两大类。原发性不安腿综合征属于中枢神经系统疾病，病因不明，目前的研究认为可能与某些基因有关。继发性不安腿综合征可出现在缺铁性贫血、孕妇或产妇、肾脏疾病后期、风湿性疾病、糖尿病、帕金森病、周围神经疾病、营养缺乏症、代谢性疾病、多发性硬化、遗传性共济失调等疾病之后。

二、诊断

（一）临床表现

（1）任何年龄均可发病，但中老年人多见，男：女=1：2。

（2）睡眠时双下肢感觉异常。患者肢体的感觉异常通常难以描述，人们会用包括"虫爬""刺痛""抽筋""电击""痒""灼烧"等来形容。以腓肠肌最常见，大腿或上肢偶尔也可以出现，通常为对称性。

（3）活动后减轻。通过活动下肢，如伸屈活动、捶打、踢腿、按摩、走动，可使症状缓解。

（4）休息时出现，夜间加重，因而影响睡眠。

（5）神经系统检查无阳性发现。

（6）脑电图正常。

（二）辅助检查

用多导生理记录仪睡眠检测（PSG）检查入睡期的肢体运动、夜间睡眠周期性肢动（periodic limb movement，PLM）是目前唯一有效的客观指标。肌肉活检没有特异性改变。

三、治疗

（一）中药治疗

中医学认为，该病为本虚标实，其本在于五脏内部虚损，气血化生不足，营卫失和，阴阳失调，标则在于外邪侵袭，留滞于经络血脉。

1. 气虚血滞

【主症】双下肢肌肉酸胀、麻木、困重无力，似痛非痛，有虫爬感，昼轻夜重，神疲乏力，纳差肢冷，舌质淡，苔薄，脉沉细弱。

【治法】益气温经，活血通络。

【方药】黄芪桂枝五物汤加减。黄芪、桂枝、芍药、生姜、大枣。

【方解】黄芪益气固表；桂枝散风寒而温经通痹；芍药养血和营而通血痹，与桂枝合用，调和营卫而和表里；生姜辛温，疏散风邪，以助桂枝之力；大枣甘温，养血益气以资黄芪、芍药之功。全方配伍精当，疗效确切。

2. 肝血虚型

【主症】症见双下肢酸沉不适，偶有抽搐疼痛，夜间加重，面色无华，爪甲不荣，失眠多梦，舌淡苔白，脉弦细。

【治法】养血安神，柔肝舒筋。

【方药】芍药甘草汤加味。芍药、甘草。

【方解】芍药酸寒，养血敛阴，柔肝止痛；甘草甘温，健脾益气，缓急止痛。二药相伍，酸甘化阴，调和肝脾，有柔筋止痛之效。

3. 湿邪痹阻

【主症】双小腿酸麻沉胀，蚁行感或似痛非痛感，纳呆，口粘不渴，舌淡红，苔白腻，脉濡缓。

【治法】活血通络，利湿止痛。

【方药】木瓜汤加减。木瓜、甘草、硼砂、荷叶、薄荷、青黛。

【方解】木瓜酸温"走筋以平肝"，能呈散寒舒筋之效；甘草、硼砂、荷叶、薄荷、青黛清热利湿，调和诸药。本方具有舒筋活络、化湿和胃之功效。

（二）针灸治疗

1. 毫针治疗

【处方】取风市、血海、足三里、阳陵泉、委中、承山、阴陵泉、行间、内关。

【方解】针刺可降低异常增高的交感神经和副交感神经的兴奋性，调整植物神经功能。双下肢局部经穴风市、足三里、阳陵泉等穴以疏通经络、通畅气血，血海、委中泻血热，阴陵泉及行间清利湿热，内关解郁安神，心包经气血互注于胃经，通于脾经，有疏通下肢脾胃经气功能。

【操作】皮肤消毒后，常规毫针直刺，委中、内关穴行捻转提插泻法，足三里行捻转提插补法，其余穴位平补平泻，1 次/d，30min/次，5 次后休息 2d。

2. 电针治疗

【处方】血海、足三里。

【方解】电针可调节肌肉组织、血管的舒缩功能，改善局部血流状态，促进神经肌肉组织的修复；又可抑制神经的异常兴奋，继而使肌肉从痉挛状态中舒解。

【操作】选用连续波，连接肢体同侧的血海和足三里，电流量以针体小幅度微微跳动为宜，1 次/d，30min /次，每周 5 次。

3. 头针疗法

【处方】足运感区。

【方解】通过对大脑中枢的功能调整，达到改善局部肢体症状目的，尤对脑血管病者适合。

【操作】1 次/d，30min /次，其间捻针 3 次，1min/次，5 次后休息 2d。

第十一章 延髓麻痹

延髓麻痹（Bulbarparalysis）是一组表现为构音障碍、声音嘶哑、吞咽困难、饮水呛咳的症候群。按病变部位分为真性延髓麻痹和假性延髓麻痹。

第一节 真性延髓麻痹

真性延髓麻痹是脑干的舌咽、迷走、舌下和副神经核、神经根或神经干病变所致，亦可伴有三叉神经运动支及面神经麻痹，故又称为延髓桥脑麻痹；损害部位为延髓运动神经核如疑核、舌下神经核、舌咽神经、迷走神经、舌下神经、副神经等下运动神经元，导致咽、喉、腭和舌肌瘫痪或萎缩。中医学中属于"喑痱""噎膈"等范畴。

临床上病变为单侧者多见，吞咽障碍主要发生在咽腔吞咽期，特征是吞咽反射的诱发极其微弱甚至消失，因此往往误咽而呛咳的情况突出，可引起该病症的脑血管疾病有代表性的为瓦伦贝尔综合征。

一、病因

真性延髓麻痹的常见疾病有急性、慢性之分。

急性病，如椎-基底动脉病变、格林-巴利综合征、多发性硬化、急性脑干型灰质炎、急性感染性多发性神经根炎、急性多发性硬化症等。

慢性病，如运动神经元病（进行性延髓麻痹型）、延髓空洞症、颅底凹陷症等。

二、诊断

（一）构音障碍

慢性起病者最早的症状是弛缓性构音障碍，患者在讲话时容易疲劳，逐渐讲话不清，声音嘶哑，以至完全失音，这是由于舌、口唇、软腭及声带（环甲肌）的麻痹，导致构音障碍。

（二）吞咽障碍

急性起病者多以咽腔吞咽期障碍为主。

1. 口腔准备期

大部分患者无明显异常表现，小部分患者会出现张口慢，或食物入口后又漏出，流涎，食物在患侧面颊堆积，咀嚼动作慢、无力，舌不会卷曲。

2. 口腔吞咽期

大部分患者以吐泡沫痰为主，小部分患者有舌运动不灵，伸舌或向后卷曲功能差，不会将食物推向咽部，吞咽固体食物困难而呛咳，半流食可自己流到咽部而下咽。

3. 咽腔吞咽期

由于咽中缩肌、咽下缩肌受损，吞咽反射启动慢，一侧咽麻痹，咽抬高不够，常常于饮水、喝稀饭或快速进餐时呛咳，进半流食或成形食物尚好，重者只能靠鼻饲来维持人体所需要的营养。

病变日久，咽部肌萎缩，梨状隐窝加深，食物返流加重，多次吞咽，吞咽时有咕嘟声、口臭，尤其伴随咽部梗阻时，提示环咽肌失弛缓症开始形成。

（三）真性延髓麻痹伴随的体征

1. 口唇麻痹

口唇麻痹是口轮匝肌的麻痹，为早期症状之一。主要表现为口唇肌束震颤，口唇不能皱起，后期口唇不能闭合，唾液自口角外流，口唇的发音障碍，故影响发音及进食。

2. 舌肌麻痹及萎缩

舌肌无力，双侧症状可能不对称，舌的发音障碍，舌肌萎缩，分布在舌背及舌缘，同时出现舌肌肌束震颤，舌肌萎缩后期非常明显。

3. 软腭及咽喉部麻痹

由于软腭及咽喉部的运动麻痹，造成腭音、喉音障碍，软腭活动无力或完全瘫痪，咽反射减弱或消失。

4. 其他症状

副神经麻痹时可出现胸锁乳突肌及斜方肌麻痹；由于呼吸中枢障碍常可出现呼吸节律失调；由于循环中枢障碍常可出现脉搏增快、减慢及不规律等；唾液分泌增多，咽下不良及口唇麻痹而流涎。

三、治疗

【治法】头针疗法、项针疗法。

【处方】风池、供血、翳明、头针运动区下 2/5、治呛、提咽、治反流；伴面瘫、口唇麻痹者加翳风、牵正、迎香、夹承浆；伴咀嚼不能者加下关、颊车、丝竹空；舌肌无力不会屈伸者加舌中、外金津玉液、廉泉；发音不清者加发音；食物反流者加治反流。

【方解】真性延髓麻痹一般只发生于单侧，只针患侧穴。风池穴深层有椎动脉、椎静脉，供血穴深层有椎动脉，翳明穴深部可及颈内动脉，电针风池、供血、翳明穴可刺激感觉纤维使肌肉收缩，松弛颈部肌肉，扩张血管，增加病灶及周围的血液循环，同时帮助建立侧支循环，促进神经恢复。双侧头针运动区下 2/5 处为脑部高级吞咽中枢，针刺后可以促进吞咽功能恢复；治呛穴深层为会厌软骨，由喉上神经内支支配，其与主管吞咽功能的茎突咽肌和咽缩肌的舒缩关系密切，刺激该穴可以调节上述肌肉的收缩，引起会厌正常生理反射以促进其功能的恢复，针刺后能恢复喉上抬能力，使会厌及时封闭喉口，从而防止误吸的发生，改善吞咽呛咳；针刺提咽穴可以刺激茎突咽肌收缩，向上提拉咽部，缩短咽腔，同时将咽腔向外上方提拉而使咽腔扩展。针刺治反流穴可使环咽肌放松，恢复连续张力性收缩的功能，迅速关闭食管入口，促进梨状隐窝收缩，防止食物从食管反流入咽，从而减少食物残留，减轻反流及呛咳症状。

【操作】患者取仰卧位，双侧风池、供血、翳明、提咽穴，针尖稍向内下方，导线分别连接双侧风池、供血，选用疏波，通电 30min。双侧头针运动区下 2/5 处平刺，留针 30min。治呛、治反流刺入 3~5mm，均行针得气后即刻出针。1 次/d，5 次后休息 2d，4 周为一疗程。

【附1】 进行性延髓麻痹

临床较少见的运动神经元病的一种类型，中医学中属于"痿证"范畴。大多数继发于运动神经元疾病，也常常是延髓空洞症、多发性硬化、脑干肿瘤和重症肌无力的伴发症候。

【临床表现】一般起病隐匿，以延髓麻痹为首发症状，主要表现为进行性发音不清、吞咽困难、饮水呛咳、咀嚼无力，舌肌明显萎缩，并有肌束颤动，唇肌、咽喉肌萎缩。有时同时损害双侧皮质脑干束，出现强哭强笑、下颌反射亢进，从而真性和假性延髓麻痹共存。病情进展较快，多在1~2年内因呼吸肌麻痹或肺部感染而死亡。

【治疗】同真性延髓麻痹。

【附2】 Wallenbergsyndrome（瓦伦贝尔综合征又称延髓背外侧综合征）

病变位于延髓上段的背外侧区。常见的原因为小脑后下动脉或椎动脉血栓形成。表现为：①眩晕、恶心、呕吐及眼震（前庭神经核损害）；②病灶侧软腭、咽喉肌瘫痪，表现为吞咽困难、构音障碍、同侧软腭低垂及咽反射消失（疑核及舌咽、迷走神经损害）；③病灶侧共济失调（绳状体损害）；④Horner综合征（交感神经下行纤维损害）；⑤交叉性感觉障碍，即同侧面部痛、温觉消失（三叉神经脊束及脊束核损害），对侧偏身痛、温觉减退或丧失（脊髓丘脑束损害）。

四、病例举隅

患者，男，60岁。饮水呛咳、吞咽困难近2个月，加重1周。自诉2个月前无明显诱因出现咳吐白色泡沫样痰，用纸无数，唾液有时吞咽不下，患者未予重视，近一周内日渐出现吃饭时吞咽困难，有噎饭现象，病情逐渐加重。经查头部磁共振（MRI）示脑干腔隙性梗死。既往无高血压、糖尿病等病史。查体显示血压115/75mmHg，心率72次/min，言语含糊不清，声音嘶哑，双眼各方向运动自如，示齿双侧鼻唇沟对称，伸舌不偏，舌肌萎缩及存在舌肌肌束震颤，右软腭抬举不良，右咽反射消失，双侧上下肢肌力、肌张力正常，掌颏反射（–），双下肢babinski征（–）。

建议患者住院治疗，住院期间给予留置胃管，鼻饲进食，改善脑血液循环、营养神经等药物治疗。

【诊断】脑干腔隙性梗死；真性延髓麻痹。

【治法】头针疗法、项针疗法。

【选穴】风池（双）、供血（双）、翳明（双）、治呛、双侧头针运动区下 2/5 处、右侧吞咽 1、发音、治反流、提咽，其余按照脑卒中常规治疗选穴。

【操作】患者取仰卧位，以 75% 乙醇常规消毒，选用毫针，双侧风池、供血、翳明、右侧提咽穴，针尖稍向内下方，导线分别连接双侧风池、供血，选用疏波，通电 30min。双侧头针运动区下 2/5 处平刺，留针 30min。治呛、右侧吞咽 1、发音、治反流刺入 3~5mm，均行针得气后即刻出针。1 次/d，针刺 2 次后，在插鼻饲的情况下试饮水，能少量饮水，针刺 3 次后，饮水较前多些，针刺 5 次后，在插鼻饲的情况下能吞咽馒头、蛋糕，声音嘶哑与咳吐白色泡沫样痰症状明显好转，针刺两周后拔胃管，能正常进食，又巩固治疗一周，临床治愈。

第二节　假性延髓麻痹

假性延髓麻痹是由双侧上运动神经元（运动区皮质及其发出的皮质脑干束）病损所造成的，是双侧皮质脑干束不能调节延髓网状结构的吞咽中枢所致。临床表现为舌、软腭、咽喉、颜面和咀嚼肌的中枢性麻痹，其症状同真性延髓麻痹十分相似，但又不是由延髓本身病变引起的，故而命名为假性延髓麻痹，中医学中属于"喉痹"范畴。

假性延髓麻痹的病变部位为双侧皮质脑干束。大脑皮质运动区、皮质下白质、内囊、基底节、大脑脚、脑桥及延髓运动核以上（不包括该神经核）的各个部位的损伤，皆可出现假性延髓麻痹，但以内囊及脑桥最多见。吞咽障碍主要在口腔准备期、口腔吞咽期时较重。

一、病因

假性延髓麻痹常见于高血压及动脉硬化性脑血管病，尤其多见于反复发作的双侧脑血管病，如脑出血、脑梗死、蛛网膜下腔出血等。

其他的原因有脑炎、颅脑外伤、多发性硬化症、颅内肿瘤、急性或慢性缺氧性脑病、放疗后脑软化、梅毒等。

二、诊断

（1）构音障碍。

慢性起病者最早出现的症候是痉挛性构音障碍，由于口唇、舌、软腭和咽喉等构音器官的运动麻痹和肌张力增高两方面的因素所致，先出现言语音调拖长而缓慢，字句简单，言语时呼吸常中断。

（2）吞咽障碍。

急性起病者多以吞咽障碍为主。

①口腔准备期，由于面肌麻痹，口唇无力而流涎，或咀嚼肌的痉挛性麻痹多伴有咀嚼困难而食物堆积于面颊，可发生牙关紧闭或持久地半张口而牙齿不能闭合，因而送进口中的食物常常掉出。

②口腔吞咽期，由于舌肌麻痹不能搅拌食物也不能将食物推向咽部，吞咽反射启动慢或不能做吞咽动作，喉结不会上下移动，软腭和咽提肌麻痹较重者，流质饮食容易出现食物逆向鼻腔而返呛或误吸喉腔而出现呛咳现象。吞咽反射一般仍然存在，但较弱，在仰靠座位进半流食，食物流向咽部时可以靠吞咽反射将食物咽下，这一点与真性延髓麻痹相反。当然，重患也只能靠鼻饲流食维持生命。

（3）摄食障碍。

由于本病为多发病灶，因此极易伴发智力低下或痴呆。意识水平低下者或精神不能集中者对食物无任何反应或对食物反应冷漠，即使食物被送入口中也不会产生吞咽动作，只能将食物含在口中，此时即是摄食障碍。

（4）无舌肌萎缩与束颤，咽反射存在，软腭反射消失，是假性延髓麻痹的重要体征，尤其在病变初期更有诊断意义。

（5）临床检查时可以发现以下体征。

脑干的反射改变，由于皮质脑干束损害，临床上常有某些生理反射活跃或亢进，如眼匝肌反射、下颌反射，病理反射阳性，如口轮匝肌反射、噘嘴反射、掌颏反射、吸吮反射、仰头反射、角膜下颌反射等，这些反射可在没有明显的大脑病变体征时引出，因而有早期诊断的价值。

（6）假性延髓麻痹伴随的症状与体征。

①锥体束征：假性延髓麻痹患者往往在损伤双侧皮质或皮质脑干束时，同时损伤双侧的皮质脊髓束，因而出现一侧或双侧的肢体瘫痪，并出现相应的病理性反射。

②感觉障碍：假性延髓麻痹患者常可伴随出现感觉障碍，尤其是内囊型，出现偏瘫时常有半身感觉障碍。

③排尿障碍：假性延髓麻痹的患者往往在早期就出现排尿障碍，多见于大脑双侧弥散性病变时。排尿障碍主要表现为不随意的紧迫性排尿，即无抑制性神经源性膀胱。

④情感障碍：假性延髓麻痹患者表情淡漠，对周围事物漠不关心，在患者受到情感刺激时，则一反静止状态，表现为强哭强笑而不能自制。

⑤智能障碍：患者记忆力逐渐低下，先从分析、计算方面开始，进而忘却名称，词汇减少，对时间、地点的判断产生障碍。病情发展则开始不讲衣着、外表逐渐发展为"随心所欲"，尤其对吃的欲望十分强烈。

⑥锥体外系症状：患者常可出现震颤麻痹的症状和体征，如肌张力明显增高，颜面缺乏表情，静止性震颤，躯干前弯，小间距步行，随意运动减少等，但极少出现锥体外系性多动症。

⑦小脑症状：患者有时会出现小脑症状，主要表现为坐、立、走困难，即躯干性共济失调，亦可出现运动性小脑性共济失调。

三、治疗

【治法】头针疗法、项针疗法。

【处方】风池、供血、翳明、头针运动区下 2/5、廉泉、外金津玉液、吞咽 1、吞咽 2、发音、治呛、治反流；舌体运动不灵、挛缩者加舌中、舌尖；口唇麻痹者加地仓、夹承浆、迎香、颊车；伴情感障碍者加头针情感区；伴强哭强笑者加面部表情肌针刺；伴中枢性排尿障碍者加头针足运感区、肾俞、会阳。

【方解】针刺双侧风池，供血可以改善双侧的椎-基底动脉和枕动脉的血液循环；针刺双侧翳明可以改善双侧颈内动脉和耳后动脉的血液循环；双侧头针运动区下 2/5 处为脑部高级吞咽中枢，针刺后可以促进吞咽功能恢复；廉泉、外金津玉液根据短反射的理论，针刺这些腧穴可以直接通过感觉纤维恢复这些腧穴所在神经的运动神经纤维功能，因而可以直接调整咽缩肌的吞咽功能和环甲肌的发音功能，促进咽缩肌、环甲肌功能的恢复，从而使吞咽、发音功能逐渐好转；针刺吞咽 1、吞咽 2 可以增强咽缩肌群的收缩力，便于咽将食物向食管内推送，食团快速通过食管上括约肌，减少食物潴留及反流，从而避免误吸引起的呛咳，且吞咽 1 深层的喉上神经内支是迷走神经在颈部的分支，针刺可促使迷走神经发挥其支配吞咽肌运动的功能，与咽缩肌发挥协同作用，重建损伤的神经反射弧，提高受损咽部神经的兴奋性。刺激咽喉肌群，还可改善由咽缩肌和迷走神经损伤引起的发音困难、声音嘶哑、吞咽呛咳等症状；针刺发音穴通过刺激环甲肌，可以反馈性调节麻痹的喉上神经，恢复其对环甲肌的支配，促进声带运动，同时患者在做吞咽动作时，协助声带关闭，避免食物误吸入肺引发呛咳，重建构音功能。

【操作】患者取仰卧位，双侧风池、供血、翳明穴，针尖稍向内下方，导线分别连接双侧风池、供血，选用密波，通电 30min。双侧头针运动区下 2/5 处平刺，留针 30min。舌中、舌尖进行点刺，廉泉、吞咽、发音刺入 3~5mm，均行针得气后即刻出针。1 次/d，5 次后休息 2d，4 周为一疗程。

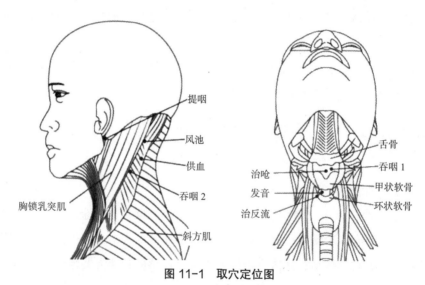

图 11-1　取穴定位图

四、病例举隅

患者，女，66 岁，因第二次脑梗复发前来就诊，患者两次均为左侧基底节脑梗死。患者当前表现为神志清醒，精神差，多寐倦怠，食欲减退，张口、咀嚼困难，流涎，饮水呛咳，舌体活动不自如，不能搅拌食物及卷曲，言语含糊不清，强哭强笑不能自制，右侧肢体无力，二便正常，舌质暗淡、苔白腻，脉沉迟。经查头部磁共振（MRI）示左侧基底节区大面积脑梗死。查体显示眼球运动不受限，瞳孔等大同圆、直径 3mm，对光反射存在；右侧中枢性面瘫，右侧肢体肌力 3 级，肌张力稍高，右侧膝腱反射活跃，右侧下肢巴彬斯基征（Babinski）（＋）掌颏反射双侧（＋），噘嘴反射（＋），下颌反射亢进。

【诊断】基底节脑梗死，假性延髓麻痹。

【疗法】头针疗法、项针疗法。

【选穴】风池、供血、翳明、廉泉、外金津玉液、治呛、治反流、提咽、吞咽、发音、头针运动区下 2/5、头针情感区、面部表情肌（以迎香、地仓、颊车为主），其余按照脑卒中常规治疗选穴。

【操作】患者取仰卧位，局部皮肤常规消毒，采用毫针，针刺头部运动区和情感区时，针尖与头皮呈 15~30° 角快速刺入头皮下。风池针刺时针尖微向下、向喉结方向刺入，供血向对侧口唇处直刺，翳明直刺，同侧风池、供血穴连接导线的正、负极（风池为正、供血为负），另外 4 组导线连接面部表情肌（头针为正，迎香、地仓为负），选用密波，电流量以患者耐受为度，持续 30min；咽部穴针刺，选用毫针，廉泉向舌根方向针刺；外金津玉液针尖向舌根方向刺入；治呛直刺；治呛吞咽、发音刺入 3~5mm；1 次/d，每周 5 次。针刺 2~3 次后可小幅度张口；针刺一周后，吞咽困难减轻，少量饮水时不呛咳；针刺两周后，饮水呛咳与吞咽困难明显好转，强哭强笑频率减少；治疗 1 个月后，只在饮水较急、较多时偶尔出现呛咳，偶有强哭强笑但能较快自制。

五、真、假性延髓麻痹鉴别

表 11-1 真、假性延髓麻痹主要症候鉴别

真性延髓麻痹	假性延髓麻痹
舌肌口唇等麻痹，言语缓慢、早期易疲劳、含混不清	口唇肌等麻痹痉挛，发音呈爆破性、痉挛性，多由肌张力亢进造成
声音嘶哑或失音，吸气困难、喘鸣	声音单调低哑或尖锐而高，丧失个人声音特色
吞咽进食困难，咽反射消失，咀嚼无力，一般在咽腔吞咽期	咀嚼肌痉挛性麻痹、进食困难，一般在口腔准备期、口腔吞咽期

表 11-2 真、假性延髓麻痹的鉴别要点

鉴别点	真性延髓麻痹	假性延髓麻痹
发病率	低，约占脑血管病的 4%	高，约占脑血管病的 40%
神经元损害	下运动神经元	上运动神经元
病变部位	疑核、舌下神经核及 IX、X、XI、XII 脑神经，多为一侧性损害	双侧皮质脑干束

续表

鉴别点	真性延髓麻痹	假性延髓麻痹
病史	多为首次发病	两次或多次脑卒中
强哭强笑	无	有
舌肌震颤及萎缩	有	无
咽、吸允、掌颌反射	无	有
下颌反射	无变化	亢进
四肢锥体束征	多无	多有
排尿障碍	无	多有

【附】 强哭强笑

一、定义及病因

（一）定义

卒中后强哭强笑又称病理性哭笑（Pathological laughing and crying，PLC），是脑卒中后较为常见的一种以情绪控制失调状态为主要表现的伴发症状，多与额颞叶区及海马区等部位损害有关。

（二）病因

（1）面部、发音及呼吸肌运动是强哭强笑的解剖学基础，大脑皮质对负责调节哭笑（面部-呼吸功能）的脑干中枢的控制，这种大脑控制的丧失导致了主观情绪体验和情绪表达的分离。

（2）高级皮质联合区到小脑有负责哭笑反应的神经通路，损伤皮质-小脑之间的联系或者损伤小脑与产生情绪反应的效应器部位（运动皮质或脑干）之间的联系，都会破坏小脑对情绪表达的调节，从而产生"强哭强笑"综合征。

（3）脑干中缝核的5-羟色胺（5-HT）神经元的支配体系是重要的病理基础，病变破坏了中脑/脑桥中缝核团内的5-HT神经元及其上行传导通路，使得可利用的5-HT减少，导致强哭强笑的发生。

二、诊断

（1）主要表现为不能随意控制的、与自身感受分离的爆发性哭泣或大笑，在几分钟过强的、无法控制的哭笑发作后，患者恢复至基础情绪状态。当问及发作中的感受时，患者表示没有悲伤、焦虑、高兴或任何主观情绪体验。这种痛哭但不感到悲伤、笑但不感到高兴的主观感受与情绪表现之间一定程度的分离现象，是强哭强笑的关键特点。

（2）强哭强笑具有突发性、短暂性、刻板性等特点，常常合并吞咽困难、构音障碍等假性延髓麻痹症状和自主神经功能障碍症状。

三、治疗

中医学认为强哭强笑之病位主要在脑和心，脑为元神之府，心为君主之官，五脏六腑之大主，精神之所舍。《灵枢·本神》曰："心藏脉，脉舍神，心气成则悲，实则笑不休。"《素问·调经论》曰："神有余则笑不休，神不足则悲。"《素问·阴阳应象大论》载："肺在志为悲。"故强哭与肺脏气机失调有一定关系。卒中后强哭强笑归属中风后"郁证"范畴。

电针治疗。

【处方】头针顶区、顶前区、情感区、瞳子髎–太阳穴范围内穴位（两针）、迎香（两针）、地仓、颊车，风池、供血。

【方解】头针改善大脑皮层功能，改善脑缺血状态；情感区与额极位置相对应，又与情感以及高级思维活动密切相关，针刺情感区可有效促进额区的血供及代谢，从而进一步改善患者的情感和认知功能；风池和供血穴深层为椎动脉，针刺二穴促使肌肉收缩，挤压血管内的血液，使之循环（血行）加速；瞳子髎–太阳穴范围内穴位，这个区域内有面神经走行；迎香、地仓、颊车均属表情肌上穴位，电针刺激有效改善表情肌的控制，达到抑制强哭强笑的目的。

【操作】连接导线，情感区或瞳子髎–太阳穴范围内穴位可连接正极，迎香、地仓连接负极，左右两边各两组；风池为正，供血为负，左右各一组，均选用密波（抑制波），30min/次，5次为一疗程。

四、病案举隅

刘某，男，84岁。该患者于2022年7月7日在家中出现强哭强笑，急由家属送往哈尔滨医科大学附属第一医院，拍摄头部CT，诊断为脑梗死。给与巴曲酶、疏血通等改善循环、降纤等治疗。住院治疗6日后，患者病情稳定出院。患者出院后，出现双侧肢体活动不利，吞咽困难，强哭强笑，口角流涎，饮食可，寐差，精神疲倦，情绪低落。今为求进一步康复治疗，遂来我院（黑龙江中医药大学附属第二医院）康复二科门诊以"中风病"收入院。患者脑梗死病史20年，冠心病病史10年，高血压病史 10 余年。

神经专科查体显示双侧肢体肌力 3 级，四肢腱反射亢进，强哭强笑，脑膜刺激征阴性。辅助检查 DWI 显示右侧额颞叶异常信号影，考虑急性脑梗死；头部 MRI 显示多发脑梗死，部分陈旧软化；脑白质疏松；脑萎缩。西医诊断为多发性脑梗死；卒中后强哭强笑。中医诊断为中风后郁症，气滞血瘀证。

【选穴】头针顶区、顶前区、情感区、瞳子髎-太阳穴范围内穴位（两针）、迎香（两针）、地仓、颊车、风池、供血。

【操作】常规消毒，针刺得气后，情感区或瞳子髎-太阳穴范围内穴位可连接正极，迎香、地仓连接负极，左右两边各两组；风池为正，供血为负，左右各一组，均选用密波（抑制波），30min/次，5 次为一疗程。

治疗一周后，家属诉强哭强笑发作次数明显减少，患者精神状态改善；治疗两周后，强哭强笑程度减轻，睡眠变好。治疗一个月后，强哭强笑症状基本消失。2 个月后随访患者，强哭强笑症状无再发。

五、体会

以往治疗强哭强笑针刺时，没有特别选择表情肌所在穴位，所以治疗效果很不理想。经过临床观察实践与摸索，发现针刺表情肌，迎香、地仓、颊车三穴，其中迎香穴最为有效，所以在迎香穴针刺两针，增强刺激效应，瞳子髎-太阳穴区域内有面神经分支走行，针刺 2~3 针，连接正极，迎香、地仓连接负极，且选用密波（抑制波），治疗卒中后强哭强笑效果显著。强哭强笑一般还同时伴有假性球麻痹，需要同时针刺治疗假性球麻痹，具体针刺治疗方法请参照前文假性延髓麻痹的治疗。